DU

TRAITEMENT DES MALADIES

DU
TRAITEMENT
DES MALADIES

OU ÉTUDE

SUR LES PROPRIÉTÉS MÉDICINALES DE 150 PLANTES

LES PLUS CONNUES ET LES PLUS USUELLES,

PAR

L'EXTATIQUE ADÈLE MAGINOT,

AVEC UNE EXPOSITION

DES DIVERSES MÉTHODES DE MAGNÉTISATION

PAR

L. ALP. CAHAGNET,

Auteur des Arcanes de la vie future et du Sanctuaire du spiritualisme, etc.

PARIS

GERMER BAILLIÈRE, LIBRAIRE-ÉDITEUR,

17, RUE DE L'ÉCOLE-DE-MÉDECINE.

1851.

Alph. Cahagnet

TRAITEMENT
DES MALADIES
PAR UNE SOMNAMBULE.

BIOGRAPHIE D'ADÈLE MAGINOT.

Nous nous permettrons, avant d'entrer en matière, de dire un mot biographique sur la lucide que nous allons consulter. Marguerite-Théodule Maginot (dite Adèle) est née à Vitry-le-Français (Marne) en 1813, d'un père ayant reçu une bonne instruction, faisant la profession de maître paveur à Epernay, et d'une mère, fille d'une famille de vignerons très aisés d'Avenay. Cette famille, honorablement connue et estimée à Epernay, ne fut pas une des moins nombreuses de ce pays : la mère d'Adèle eut dix-huit enfants dont notre lucide était la quatorzième. Dès sa tendre jeunesse, on remarqua qu'elle était

somnambule naturelle, ce qui inquiéta très
fort sa mère, qui l'aimait éperdument ; on
consulta tous les médecins de l'endroit, on
la recommanda à tous les saints en renom
des environs : science et prières ne purent
annuler cette propriété qu'on regardait
comme une maladie. Plus Adèle grandissait,
plus cet état se développait : elle se levait
la nuit pour aider aux travaux du ménage,
allait au fournil préparer le pain ou la lessive,
puis venait se remettre au lit comme si elle
n'en était pas sortie. Aucune de ses sœurs
ne voulait coucher avec elle, tant elle les
effrayait par ses pérégrinations nocturnes.
Une nuit entre autres, en se levant elle fit
une chute et se cassa le poignet droit, ce qui
ne la réveilla pas ; quantité d'aventures différentes lui arrivèrent de la sorte. Lorsqu'elle
fut en âge d'être nubile, la nature fut très
paresseuse et Adèle fut constamment malade.
C'était une vierge de cire qui errait plus
qu'elle ne marchait dans les rues d'Epernay,
attirant généralement sur elle la compassion
de toutes les personnes qui la voyaient ; enfin
la santé l'emporta sur la maladie après dix
années de souffrances, et maintenant c'est
une femme d'un tempérament très robuste

et d'une corpulence très développée. Elle vint habiter Paris après avoir perdu une grande partie de sa famille; c'est dans cette ville que je l'ai connue en 1843. La manière dont nous sommes entrés en rapport est celle de tous les magnétiseurs qui parlent de somnambulisme en société : à la première magnétisation elle entra en sommeil, et à la quatrième elle était lucide; elle n'avait jamais été magnétisée, et ne connaissait le magnétisme que de nom. Réunissant toutes les meilleures qualités pour être une bonne somnambule, je reconnus qu'elle avait deux spécialités d'étude, la *psychologie* et la *médecine*. Adèle est une femme très simple, d'un esprit juste, mais n'a reçu aucune instruction; elle s'enfuit dans son état de veille chaque fois qu'on parle psychologie devant elle, ne comprenant pas qu'on puisse aimer une étude si abstraite; elle ne peut souffrir aucun livre qui traite de ces questions, et cependant on a pu voir comment elle s'en acquitte dans ses sommeils magnétiques, par les *arcanes de la vie future dévoilés*. Nous ne parlerons dans cet ouvrage que de sa *spécialité médicale*. Ayant elle-même beaucoup souffert, elle a mieux que tout autre

senti tout le prix du soulagement obtenu par
un bon remède quelconque; aussi n'est-elle
heureuse qu'à la recherche d'un tel remède
et un pot de tisane à la main au chevet du
lit d'un malade. Là elle n'est plus une femme
ordinaire, tous les êtres souffrants sont ses
frères sans aucune distinction : rien ne lui
répugne à faire pour les soulager, consoler,
dorloter. Personne ne peut mieux en parler
que moi, quoique cent autres aient le droit
d'en dire autant en cent circonstances diverses
et en dehors du magnétisme. Je l'ai connue
garde-malade, elle mourra garde-malade,
quoiqu'elle n'en ait jamais fait son état, qui
est celui de couturière; mais c'est l'état de
son cœur. Avec de telles dispositions pouvait-
elle être moins humaine en sommeil que
dans son état de veille? Oui : mais heureusement la somnambule surpasse encore la
femme éveillée.

Ce que je viens de dire n'est nullement de
ma part une action flatteuse, c'est une justice
que je rends sincèrement à la femme qui la
mérite. Que Dieu me garde de m'égarer à ce
point! Mon intention n'est pas de mentionner
ici tout le bien qu'elle a fait; dans cette circonstance, elle a été l'agent de Dieu : puisse-

t-elle toujours mériter cette noble mission ! Jamais je ne l'ai vue plus sourire au riche qu'au pauvre; une poignée de main reconnaissante du dernier lui semblait aussi bonne à recevoir que quelques marques insignifiantes de gratitude données à regret.

Voilà en peu de mots l'historique de la femme qui va nous instruire sur la vertu et l'application d'un certain nombre de plantes qu'elle a étudiées à fond dans ses sommeils magnétiques, et desquelles nous devons attendre d'heureux résultats.

SPIRITUALISME MÉDICAL.

La psychologie est la sœur aînée de la grande famille des études humaines; elle n'est déplacée nulle part, et n'est reniée que par ces BATARDS de la création qui n'ont pour Dieu que le hasard, pour âme qu'un souffle, pour religion qu'une pile d'écus, et pour immortalité que le NÉANT!

L'âme humaine, cet *univers* spirituel *atomisé* matériellement par une pensée d'amour, descend des cieux frapper à la porte de notre monde, enveloppée d'une substance laiteuse, comme d'une robe nuptiale pour contracter un hymen nécessaire sans doute, avec nos joies, nos douleurs, nos vertus et nos vices! C'est ainsi qu'elle sort du sein de Dieu!! Regardez-la, matérialistes studieux, qui voulez la voir pour y croire, qui niez son immortalité future, devant son immortalité antérieure. Sachez que dans cet atome imperceptible qui s'offre à nos regards, il y a une *étincelle divine* noyée dans une *goutte* de *lait* qui vient s'abîmer dans une *goutte* de *sang!.* . Trois corps dans un, palpables et visibles à vos yeux, un de *chair*, un *laiteux*, et un DIVIN, ce que les extatiques nomment corps *matériel*, *spirituel* et *diaphane*. Sachez que cet atome renferme dans son sein des puissances attractives qui sauront s'adjoindre (sans que vous y mettiez la main) d'autres atomes, les grouper chacun à leur place pour s'en former un corps palpable que dans quelques mois vous nommerez *homme*, et que cet homme tirera de lui d'autres hommes qui lui seront en tout semblables, en nombre assez considérable pour peupler notre globe, ce qui est trouver le tout dans un. Selon les matériaux dont cet atome pourra disposer pour se composer son habitation corporelle, selon son existence en ce monde, selon la pureté des sucs qui entreront dans cette construction, seront ses joies ou ses souffrances. Cet atome AME ne peut se vêtir que de ce qu'elle trouve de disponible dans ce sombre laboratoire où elle est enfermée pendant neuf mois; elle ne peut être riche que des trésors qu'elle y rencontre. Que Dieu la protége, dans l'élévation de cet édifice humain, car si les murailles n'en sont pas bien cimentées, elle pleurera des larmes de sang!..

Ce simple coup d'œil jeté sur notre entrée préparatoire en ce monde suffit pour nous faire juger que selon le menstrue, selon l'esprit qui en distillera : quelques gouttes de *sang!* voilà ce que l'âme trouve en premier lieu pour vivre sur notre terre! quelques *larmes*, voilà ce qu'elle trouve pour en sortir!... Dans ces quelques gouttes de sang se résume sa vie terrestre : s'il est pur, bonheur pour elle; s'il est vicié, malheur à elle!... De ce sang elle tirera des os, des nerfs, des muscles, des chairs; enfin, une machine matérielle dans laquelle les trois règnes auront chacun déposé une obole de leur richesse. Eh! quoi, de quelques gouttes de sang il va sortir des parties dures et molles, un fiel si brûlant et un lait si doux, des herbes qu'on nomme *poils*, et ces brillants diamants qu'on nomme *yeux*. Oh! ces quelques gouttes de sang valent bien la peine d'être étudiées! c'est donc sur cette matière première, ce menstrue humain, que nous devons porter notre attention.

L'âme trouve dans cette rivière rouge

dans laquelle elle baigne les substances matérielles dont elle a besoin, et elle trouve dans ces délicats et compliqués rameaux qui l'étreignent, qu'on nomme *nerfs*, le fluide vivifiant qui la relie de la patrie qu'elle a quittée à celle qu'elle vient habiter. Que ces deux sources de son existence, ces deux intendants de ses propriétés soient aussi purs qu'harmonisés, la balance de ses comptes sera parfaite et elle ne fera pas banqueroute à sa mission. Oui, un sang pur et de bons nerfs, sa propriété sera riche, toute son administration corporelle sera satisfaite de sa situation. C'est donc dans le but de leur fournir ce que les trois règnes leur ont refusé dans cette construction ébréchée, dès en naissant, que nous allons leur demander l'appui sympathique de leur fortune pour aider ces deux grands ressorts de son organisme à passer le plus facilement possible cette épreuve terrestre.

Nous avons désiré faire contrôler leur vertu par la lumière de l'esprit en état de *somnambulisme*, et nous n'avons cru pouvoir mieux nous adresser à ce sujet qu'à une lucide dont cette spécialité nous fût connue. Toutes les plantes que nous allons citer ont été éprouvées par nous. Nous en prenons Dieu à témoin, que de souffrances ont été guéries ou apaisées par la simple application d'une d'entre elles! que de bonheur avons-nous éprouvé devant les résultats que nous avons obtenus! C'est dans le but d'en propager la connaissance que nous avons entrepris de publier ce petit ouvrage, que nous voulons mettre à la portée de toutes les bourses et de toutes les intelligences. Aucune question d'intérêt ne nous a jamais guidé, sans quoi nous n'agirions pas ainsi, mais bien l'amour de nos semblables, qui ne peuvent lier rapport avec nous par leur éloignement, et que nous voulons aller trouver à leur foyer domestique pour leur apporter quelque soulagement, s'il nous est possible. Que Dieu nous aide et nous éclaire dans cette tâche au-dessus de nos forces et de notre savoir!

QUESTION.

POURQUOI LE LUCIDE NE GUÉRIT-IL PAS TOUTES LES MALADIES?

Notre intention n'est pas, en publiant ce petit formulaire de la santé, d'enlever à la médecine ordinaire sa considération, ni de mettre en doute son savoir; loin de nous est cette pensée. Nous respectons et admirons le génie et le talent où ils se trouvent; nous savons que si le médecin n'est pas plus heureux dans ses cures, ce ne sont ni les lumières ni l'amour des hommes qui lui manquent, mais bien une *lumière* qu'il n'est pas donné à l'homme matériel de connaître dans cet état.

Je ne peux voir avec mes yeux ce que je vois avec des lunettes, ni avec ces dernières ce que je vois avec un télescope, à plus forte raison avec la vue somnambulique. Je ne peux disposer que des moyens d'observation que je possède; s'ils visent un faux but, il est positif que je n'atteindrai pas celui que je désire. En suis-je plus ignorant, ou plus condamnable? Non, certes; ma conscience est

pure, mon intention bonne, mes études con-
sciencieuses; j'ai fait mon devoir. Voilà ce
que doit se dire le médecin honnête qui a
pratiqué selon la science des écoles en renom,
et selon son bon cœur. Nous nous garderons
bien de lui enlever la moindre parcelle de
l'estime et de la reconnaissance dont il est
digne, nous n'avons d'autre intention que de
lui offrir cette incomplète et faible œuvre,
comme à tous les hommes en général. Puissent ses hautes connaissances y puiser quelques renseignements utiles ! L'architecte qui
bâtit un monument ne pourrait le faire sans
les secours des manœuvres qui lui charrient
les matériaux nécessaires : telle est notre position vis-à-vis de la médecine ; nous lui ap-
portons notre part de matériaux, qu'elle
daigne l'accepter, puis en faire ce qu'elle
voudra.

Un jour, je disais à Adèle en sommeil magnétique : Dieu a dû créer le pour et le
contre de toutes choses, vu qu'il n'est pas
une seule observation de l'homme qui ne
lui représente cette dualité universelle, sur
laquelle semblent reposer l'équilibre et l'harmonie de la création. Tout a un point de
départ, et tout a un point pour but; donc

à chaque maladie il doit y avoir un remède. Il est vrai que la douleur n'a que la mort qui est peut-être le meilleur, vu que c'est la cessation de toutes les autres ; mais comme l'antidote n'est connu que de Dieu seul, ne nous occupons que de celui que doivent avoir les autres. Pourquoi un lucide ne trouve-t-il pas à l'instant même le remède qui doit guérir la maladie à laquelle il est applicable : c'est en cela que brillerait la supériorité de ses connaissances sur celles de ses frères ?... Adèle me répondit :

1° Un lucide ne peut que ce que Dieu veut. Il ne connaît que ce qu'il est utile qu'il connaisse. Quoique le lucide soit en contact avec toutes les connaissances possibles, il ne peut les connaître qu'en passant par les filières qui conduisent à leur intimité : tout dans la nature est soumis à des lois qu'il n'est donné à aucun être de franchir. Chaque maladie a son remède, comme chaque douleur a sa consolation ; mais ce remède ne se présente à nous qu'à son tour, s'il doit être précédé par dix autres. Comme chaque peine n'a de consolation qu'en face du tableau qui surpasse sa douleur, ou de l'histoire qui la déborde.

2° Le lucide n'est pas toujours dans l'état dans lequel je suis aujourd'hui, c'est-à-dire vraiment LUCIDE; un malaise, un défaut de circulation dans le sang ou les fluides, nous jettent dans une atonie, dans une paresse dont nos idées se trouvent esclaves. Ces cas sont très répétés, ils influent beaucoup sur la lumière avec laquelle nous voyons; ces causes, toutes minimes qu'elles paraissent, paralysent nos études, et troublent notre jugement.

3° Il nous est fort souvent présenté une quantité quelconque de plantes qui doivent concourir à guérir une maladie, mais on semble stimuler par là notre faculté, en lui laissant le choix de la plante nécessaire. Dans ce cas, nous sommes craintive, et nous avons hâte de connaître l'effet qu'aura produit notre choix, et nous demandons à revoir notre malade plutôt que nous ne l'aurions fait dans une autre circonstance.

4° D'autres fois, les plantes qui doivent être employées pour telle maladie nous apparaissent les unes après les autres jusqu'à la dernière; là notre choix est presque tracé, nous sommes forcée de l'accepter : ceux auxquels ces plantes ne sont pas présentées sont instruits de leurs noms, ce qui revient au même.

5° Dans un état supérieur obtenu par la prière, cette prière *d'amour* ne peut toujours être connue sentie ni faite. Alors il nous est présenté la seule plante qui doit guérir; notre promptitude à la conseiller, l'assurance que nous donnons de la guérison, prouvent que nous touchons juste.

Il est malheureux qu'on n'entre pas toujours dans cet état, qu'on n'y soit pas préparé, ou qu'on n'en soit pas digne; il n'y aurait plus de souffrance. Ainsi, tu vois que tout s'enchaîne dans cette étude comme dans toutes les autres. Il y a des *décrets* qu'il faut respecter. Il y a des guérisons qu'il faut MÉRITER. Il y a des conseils à donner qu'il faut être digne de recevoir soi-même. Le lucide peut tout connaître, comme un littérateur peut connaître tous les ouvrages écrits dans sa langue, mais à chaque chose il faut son *temps*. Dieu seul connaît la *fin* de *tout instantanément ;* l'homme ne la connaît que par l'étude, et encore quand cela lui est permis.

Que pouvais-je objecter à l'humilité et à la logique de cette réponse ? Rien. Tâchons d'étudier avec fruit, c'est le seul parti qui nous reste à prendre ; tâchons de mériter quelques adoucissements à nos maux, c'est le seul bien que nous puissions envier.

Pour rendre notre travail aussi clair que possible, nous le diviserons en trois parties. La première contiendra la *nomenclature*, par lettres alphabétiques, *des plantes* que nous conseillons, ainsi que leurs vertus primordiales sur les humeurs et sur l'organisme humain. La deuxième contiendra une *nomenclature des maladies* les plus ordinaires dans lesquelles elles sont applicables, simples ou composées. Et la troisième contiendra une *table alphabétique double* du nom des *plantes* et des *maladies* citées. Les noms des plantes qui suivront chaque article sur les maladies sont celles dont on conseille de consulter les propriétés particulières et d'en apprécier l'application. Avec un peu d'étude on peut soi-même suppléer aux renseignements qui manqueraient. Que chacun soit bien pénétré que ce n'est pas la quantité qui fait la qualité d'une chose quelconque ; que la douceur et la patience dans tout traitement sont préférables à la brusquerie et au désespoir ; qu'on ne saute jamais d'un remède à l'autre, parce que l'effet en est peu perceptible. Sa lenteur ne détruit pas son action ; il faut toujours se rendre compte de sa position présente, pour la comparer avec celle antérieure. C'est de ce sain jugement que dépend la guérison. Qu'on ne s'habitue pas non plus aux remèdes, c'est annuler leur effet. Boire peu de tisane, les faire toujours très faibles, et compter sur leur vertu, ce sont trois remarques utiles. Jamais nous n'avons employé de remèdes héroïques ; aussi quand nous n'avons pas guéri, nous avons obtenu du soulagement et n'avons jamais fait de mal. Il n'y a pas une des plantes que nous conseillons qui soit nuisible à la santé, c'est dans la douceur de leur vertu qu'est le calme qu'on cherche : si l'on se trompe, les suites n'en seront pas désastreuses ; au lieu que dans les remèdes héroïques, on croit souvent guérir une maladie, on donne au contraire naissance à dix autres plus affreuses que la première. Jamais nous n'avons admis la perte d'une goutte de sang, c'est enlever la vie par degrés là où elle est à peine ; le mauvais sang ne s'enlève ni par les saignées ni par les sangsues ; la lancette ne peut le trouver où il est, et les sangsues n'en veulent pas. Nous l'avons toujours dissous et fait évacuer par

2.

des plantes appropriées à cet effet. Quand il ne faisait que gêner par sa stagnation, nous l'avons fait circuler par le magnétisme ; nous ne pensons pas qu'on puisse mourir d'un coup de sang, d'une fièvre cérébrale ou d'une fluxion de poitrine, quand il y a près de vous deux bras nerveux qui veulent rétablir sa circulation. Nous n'avons jamais ouvert une plaie par des vésicatoires, emplâtres, etc. Nous nous empressons de fermer celles ouvertes, trouvant qu'elles sont de trop, et commandent à notre humanité de les guérir. La nature a ménagé des portes assez grandes à toutes nos humeurs, sans que nous leur en ouvrions d'autres ; une simple sueur, ainsi qu'une prise d'arnica, valent une saignée ; une selle double vaut mieux qu'un vésicatoire ou des sétons ; une urine abondante vaut mieux qu'une sonde. De la *douceur* où il y a souffrance, de l'*harmonie* où il y a trouble, sont notre devise ; *confiance en Dieu*, telle est notre foi. Nous le répétons pour être bien compris : purifiant notre sang et calmant nos nerfs, il n'y a plus de maladies organiques chroniques possibles ; il ne reste plus que des accidents auxquels Dieu seul peut remédier.

Il est bien entendu que nous n'avons pas eu l'idée de faire un ouvrage scientifique; nous n'avons ni l'instruction, ni les moyens qu'exige une telle œuvre; nous n'avons pas non plus osé croire que les études que nous avons faites soient exemptes de tout contrôle. Ce serait de notre part trop d'orgueil et de bonheur en même temps. Qu'y a-t-il d'assuré et de stable sur cette terre, où la main qui croit saisir l'objet de sa convoitise disparaît avec lui dans le tourbillon de cette grande attraction de l'ÉTERNITÉ! Quelle pensée du lendemain produit la même sensation que celle de la veille? quelle forme n'a pas perdu ou acquis dans une heure une molécule de son individualité? Quelle puissance, débonnaire ou tyrannique, n'est pas remplacée par une puissance semblable ou contraire? Si tout marche vers le progrès dans les idées, comme l'assurent quelques philosophes, il n'en est pas ainsi dans toutes les formes matérielles de la nature : les règnes végétal et animal se rabougrissent, leur séve se dessèche, leur arome même délaisse une atmosphère où leur nature céleste se trouve absorbée par des natures gazeuses qui ont passé par d'autres milieux pour produire d'autres effets. Plus les types vieillissent dans le temps, plus ils fondent leur individualité dans les individualités qui les entourent. Le virginal pétale de cette fleur bienfaisante et harmonieuse se trouve souillé, confondu, mêlé, absorbé par cette autre, dont le rôle est de détruire, décomposer, disjoindre et troubler. Telle maladie n'est plus dans ses conditions typiques; elle est étouffée par cent virus qui en centuplent les douleurs. Que combattre? Où est le mal? Où est le remède? Hommes et science ne peuvent que le plus possible dans l'impossible; c'est ce que nous cherchons à faire pour notre part, laissant à plus instruit que nous à nous compléter, nous corriger, et aux malades à nous écouter dans le mieux que nous croyons faire pour eux. Dans les ténèbres, une chandelle remplace un soleil; dans la douleur, une consolation vaut une guérison.

PREMIÈRE PARTIE.

Propriétés médicales des plantes.

« Usez-en, mais n'en abusez pas. »

—

Absinthe. Le *vin* ou l'infusion légère, prise à jeun le matin, détruit les vers de l'estomac, tonifie cet organe, éveille ses papilles, et par conséquent l'appétit, chasse doucement la bile, en modère l'âcreté; elle est bonne dans les douleurs du côté droit, maladies du foie, et calme l'agitation du cerveau.

Acier. *Boule* dite de *Nancy*. Remuée quelques minutes dans un verre d'eau pure, bue matin et soir, elle fortifie le sang et dissout les dépôts sanguins internes, suites de coups ou de chutes.

Nous mentionnons ce minéral mêlé aux végétaux parce que nous l'avons éprouvé, et que, sciemment parlant, le minéral, le végétal et l'animal ne sont que le produit d'une substance unique, dont les milieux par lesquels ils ont passé ont déterminé leur spécialité.

Aloès. Purgatif héroïque convenant aux tempéraments sanguins, mais non nerveux; il détruit les vers, chasse la bile, les glaires, les humeurs recuites, cicatrise les ulcères des intestins. En prendre une légère prise entre deux tranches de soupe ou de confiture; ne le prendre qu'après être bien préparé par quelques bouillons aux herbes. Hors cela, il peut porter de grands désordres dans un rameau nerveux qui tient au gros intestin, dans l'aine gauche, et occasionner ce qu'on nomme une maladie nerveuse, ou pour mieux dire une *fièvre nerveuse* qu'il n'est pas facile d'éteindre; il est bon *bien appliqué*.

Angélique. *Infusion*. Chasse et détruit les vents et les vers, est légèrement apéritive; ses feuilles, pilées et appliquées sur les coupures, les cicatrisent vivement.

Anis. *Infusion*. Chasse les vents, apaise les vapeurs qui montent vers le cœur, dissipe les gonflements gazeux du ventre, et réchauffe l'estomac, pris à volonté.

Armoise. *Infusion*. Bonne contre les suppressions; accélère la circulation sanguine, dissipe les courbatures, tonifie l'estomac.

Arnica. Est très bon à prendre contre les

suites de chutes de toute nature, soit intérieurement ou en compresses; on fait l'infusion d'une *légère* prise pour un verre d'eau,
puis on marche un peu ou on se donne
le plus de mouvement possible après l'avoir
bue ou appliquée. C'est une des plantes les
plus stimulantes que je connaisse, et toujours
indispensable à prendre par précaution
après un accident quelconque et pendant
plusieurs jours.

Asperges. *Décoction.* Contre les inflammations de la vessie nommées *ardeur d'urine*
ou *difficultés d'uriner*.

Aube-épine blanche. *Infusion.* Contre
l'épilepsie et les convulsions nerveuses. Cet
arbuste, par les aspérités de ses branches, se
soustrait à l'action de la foudre en absorbant
non en un faisceau, mais en une masse de
faisceaux, l'électricité de l'air qui l'entoure.
Il a la même puissance dans le corps humain : il décharge les nerfs du trop de fluide
qui les agite. Une pincée de ses fleurs
pour un verre d'eau; prendre le soir en se
mettant au lit.

Avoine. *Décoction.* Une poignée pour un
litre d'eau. Un verre à jeun *vivifie* l'estomac,
ranime l'appétit, débouche les viscères, dé-

charge le ventre des matières fécales qui l'encombrent.

Bardane. Ses feuilles, après avoir été chauffées sur un feu vif, mises sur les parties goutteuses, ou douloureuses du cerveau, les calment beaucoup ; appliquées ainsi sur le cerveau des enfants, dans lequel on suppose des dépôts d'eau, elle l'absorbe et les guérit. Sa racine en décoction est dépurative.

Belle - dame. *Infusion.* Rafraîchissant très doux, dispose la bile à évacuer, prépare aux purgations.

Bétoine. *Infusion* des fleurs ou feuilles. Bonne contre les agacements nerveux, suite de maladies nerveuses répandues dans les fibrilles et agitant le cerveau par des pensées noires et antipathiques. Un verre matin et soir.

Betterave. Bonne en salade contre les affections de poitrine ; en sirop, c'est un très bon remède contre les rhumes opiniâtres, pris par cuillerées au moment des accès.

Bleuet (fleurs de). *Infusion.* Une pincée pour un litre de vin rouge, est très bon dans les douleurs de l'accouchement ; son eau

distillée est souveraine contre les inflammations des paupières en les en bassinant.

Bouillon-blanc. *Infusion.* Contre les
rhumes, dégage les poumons des mucosités
qui les chargent, rafraîchit la poitrine; on
le coupe d'un peu de lait. En prendre un
verre matin et soir.

Bourrache. *Infusion.* Facilite les digestions pénibles à la manière du thé, est légèrement sudorifique et stimulante.

Boursettes. *Infusion* ou *eau distillée.*
S'emploie contre les inflammations du globe
de l'œil, causées par la stagnation et l'agglomération du sang dans les fibrilles qui le
tapissent; elle le fait circuler et rafraîchit cet
organe très vite; le baigner dans une œillère
ou une cuiller, en ouvrant bien les paupières,
comme pour regarder au fond de l'objet :
on peut faire l'emploi de compresses, à défaut de bains.

Buglosse. *Infusion* des feuilles. Bon dépuratif, légèrement apéritif, souverain contre
les palpitations du cœur et les rhumatismes
(matin et soir).

Cacao. Comme nourriture alimentaire,

il est très tonique, adoucissant et calmant ; il convient aux estomacs fatigués.

Café. *Infusion*. Stimulant et calmant, réjouit le cœur ainsi que les idées, détourne la migraine ; il est légèrement narcotique pour certains tempéraments, mais ayant des effets contraires pour d'autres. Il demande à être administré avec étude, depuis une légère teinture à l'essence, selon la sensibilité du sujet.

Caille-lait. *Infusion* bonne contre l'épilepsie, agitations et faiblesses nerveuses (soir et matin).

Camomille romaine. En *infusion*, est bonne pour débarrasser l'estomac et les intestins des insectes qui y pullulent ; elle chasse aussi la bile, ranime l'appétit, guérit les flueurs blanches, calme les crampes d'estomac et les coliques. Prise en temps opportun ou le matin à jeun, elle apaise les vapeurs qui montent au cerveau, et fortifie les idées. Son huile, qui se fait en mettant une poignée de ses fleurs infuser à une chaleur douce dans de bonne huile d'olive, est très bonne en frictions contre les crampes et toutes douleurs nerveuses ; en imbiber une

cravate chaude et la mettre sur la gorge,
dans les extinctions de voix, elle les guérit...
Il ne faut pas faire les infusions trop fortes :
trois têtes pour un verre d'eau ; car faire un
grand usage de cette plante, serait s'exposer
à des effets contraires.

Camphre. Le camphre, généralement,
est un bon tonique nerveux, un rafraîchissant sanguin et un calmant de premier ordre,
mais il ne convient pas et ne produit pas les
mêmes effets sur certaines natures nerveuses
qu'il irrite : la cause en est dans ce que ces
maladies ont plutôt besoin de perdre les
fluides qu'elles possèdent en trop grande
quantité que d'en acquérir de nouveaux : il
y a trop de force chez elles au lieu d'épuisement. Il ne faut donc pas se servir de
camphre lorsque son parfum irrite. Il est
antipestilentiel, ordinairement utile et employé de toutes manières pour assainir depuis l'air des appartements jusqu'à l'air qui
entoure les plaies menacées de gangrène. On
le fait fondre dans du saindoux pour en faire
une pommade qui est excellente dans les
frictions, les bubons, les engorgements. On
en fait également une huile ayant à peu près
les mêmes effets ; on en frictionne les dou-

leurs locales, goutteuses ou rhumatismales, elle les apaise : ne pas en abuser.

Cannelle. *Infusion* dans du vin rouge, une bonne pincée pour un litre, accélère la circulation du sang ; elle est légèrement sudorifique, et tonifie l'estomac (un verre dans la journée).

Capillaire. *Infusion* contre les inflammations et fluxions de poitrine ; ce sudorifique *précieux* pousse aux urines quand les autres les rendent ordinairement rares ; boire à discrétion.

Carotte. *Décoction*, ou cuite en aliment, sépare la bile du sang, la fait couler, enlève la jaunisse, et est très rafraîchissante ; prendre trois verres par jour de sa décoction.

La fleur de carotte sauvage cuite à petit feu au bain-marie, dans du beurre frais, est excellente pour frictionner les douleurs goutteuses et rhumatismales. Ce remède est connu en Champagne et fut présenté à l'étude d'Adèle en sommeil, qui l'approuva beaucoup et en fit l'application tout de suite.

Cassis. La liqueur qu'on fait avec son fruit est très tonique pour l'estomac ; l'infusion des feuilles détruit les aigreurs ; à l'exemple de la magnésie, elle absorbe les acides contenus dans cet organe. Un verre soir et matin.

Céleri. En *décoction*, ou la racine cuite comme aliment, guérit les flueurs blanches, la gravelle, chasse et détruit les vents; cru, il n'a pas les mêmes vertus.

Centaurée (petite). *Infusion.* Très bon dépuratif; elle sépare lentement la bile du sang, nettoie le foie des obstructions, pustules ou taches dont il est affecté, d'où découlent tant de maladies dangereuses, qui se font sentir habituellement par des points ou élancements dans le côté droit, sous les dernières côtes; elle fortifie l'estomac en débarrassant ses papilles des glaires ou mucosités qui le tapissent, rétablit la circulation sanguine, dégage les intestins, rafraîchit les urines et les fluides, calme les nerfs en modifiant la chaleur du sang, apaise les fièvres les plus tenaces : c'est une plante dont on devrait faire un usage soutenu dans les maladies chroniques; elle n'est pas assez connue ni assez estimée. En prendre une légère infusion le matin à jeun.

On peut prendre également, le matin à jeun, un petit verre à liqueur de vin rouge, dans lequel (un litre) on aura fait infuser une bonne poignée de cette plante pendant au moins vingt-quatre heures. Ce vin se prend dans les fièvres opiniâtres.

Cerfeuil. *Infusion* dans des bouillons, rafraîchissant, dissout les engorgements bilieux, glaireux et sanguins; il est rafraîchissant.

Cerises. Les queues en *décoction* contre les rétentions et chaleurs d'urine, grand feu dans la vessie; six queues pour un verre d'eau. Prendre le matin.

Chanvre (fleurs de). *Infusion*. Calmant et narcotique, très bon contre les insomnies, agitations nerveuses, impatiences; il peut faire un effet contraire sur quelques natures, il faut l'essayer. Prendre un verre le soir.

Chenette (fleurs de petite). *Infusion*. Peut être substituée ou alternée avec la petite centaurée ayant les mêmes vertus; mêlées ensemble, elles ont plus de force.

Chèvre-feuille. *Infusion*. Est un excellent calmant contre les spasmes de l'estomac. Prendre à discrétion.

Chicorée sauvage. *Infusion* Chasse la

bile de l'estomac et ranime l'appétit. Prendre le matin à jeun.

Chiendent. *Décoction*. Bon dans les commencements de la gravelle, les maladies de la vessie, urines rares ou même nulles. Il est très froid et demande à ne pas en faire abus, rapport aux autres organes qu'il traverse, et auxquels il pourrait être nuisible. Un verre le matin.

Citron. *Infusion* à chaud et non à froid, comme on le fait dans la limonade : on coupe un citron par rouelles pour un litre d'eau à laquelle on ajoute du sucre convenablement. Cette infusion rafraîchit le sang échauffé, détruit les vers et la bile, chasse les idées noires, réjouit le cœur, calme les caractères emportés ainsi que les nerfs et les rafraîchit en même temps, ouvre l'appétit. Son suc est un acide très incisif, et son écorce antivermifuge est stimulante. Il y a de très bons résultats à attendre de cette tisane pour les sangs épais et viciés, mais il ne faut pas en faire un abus, la prendre avec modération ; aussitôt que l'estomac est agité par des rapports aigres ou des crampes, il faut cesser d'en prendre. En boire à discrétion, mais mettre toujours au moins une heure d'intervalle avant et après le repas.

Coing. Le fruit *infusé* vingt-quatre heures dans du vin rouge est bon contre la dyssenterie et la jaunisse.

Concombre. *Cuit.* C'est un aliment très bon qui rafraîchit et adoucit les feux du sang; *cru*, il n'a pas les mêmes vertus.

Coquelicot (fleurs de). *Infusion légère.* C'est un stimulant bon dans les crachements de sang, contractions des bronches, et tout embarras sanguin du haut du corps. Il est légèrement narcotique, par conséquent utile contre les insomnies; on le conseille contre la coqueluche des enfants, et il détruit les petits vers qu'ils ont dans l'estomac.

Cresson. En salade, au printemps, à jeun, est souverain contre les sangs scrofuleux et vénériens. C'est un très bon dépuratif.

Dattes. La *décoction*, adoucissante et rafraîchissante, se joint ordinairement à la figue grasse, au jujube et au raisin de Corinthe, égale quantité, comme excellente boisson contre les inflammations, fatigue et délica-

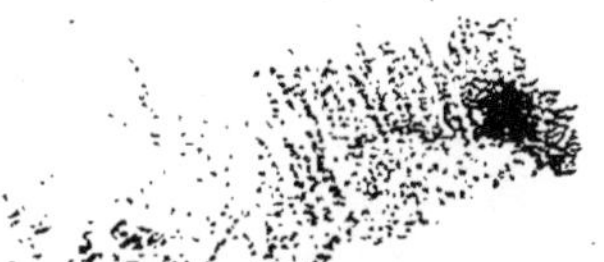

tesse de poitrine; on l'édulcore avec du sucre candi. Boire à volonté.

Eau-de-vie camphrée. Appliquée extérieurement en frictions, elle guérit les enflures causées par des dérangements de nerfs, ou de muscles, tendons, etc., ce qu'on nomme *foulures*, *entorses*, etc. Elle fortifie beaucoup les nerfs affaiblis, ainsi que les fibrilles musculaires et les papilles. Quelques personnes ne peuvent supporter son odeur ; il faut éviter, si elles sont nerveuses, de les irriter par cet arome que beaucoup d'autres recherchent; car, en tout traitement, il ne faut jamais remplacer un mal par un mal plus fort, mais faire concorder le plus possible les goûts avec les besoins.

Quelques gouttes d'eau-de-vie camphrée dans une cuvette d'eau sont très rafraîchissantes pour les bains de propreté; elles calment les parties génitales en les assainissant.

Eau sédative. En lotions, elle rétablit la circulation, calme les grandes fièvres du sang et est un stimulant incontestable contre les engorgements sanguins, surtout appliquée en compresses ou en lotions sur les parties enflammées, qui peuvent en supporter la vigueur.

Éviter d'en toucher des parties dénudées, ainsi que les yeux; se garantir de son odeur dans les cas d'irritation de poitrine, être très méfiant à cet égard. Elle calme aussi les fièvres lentes, appliquée en compresses sur les articulations (1).

Éclaire. En cataplasmes, calme les inflammations d'intestins et cicatrise les ulcères. Son jus, appliqué sur les verrues à plusieurs reprises, les guérit.

Églantier. *Décoction du fruit* ou en *confitures*. Il est bon contre les dyssenteries et les diarrhées de toute nature. En confitures, une demi-once sur une tranche de pain, et en décoction, un verre soir et matin.

(1) « Cette eau, décriée par les uns, vantée par les autres, selon l'intérêt que chacun trouve à combattre les opinions de son inventeur dans ses sublimes découvertes, n'en est pas moins d'un immense secours dans un grand nombre de cas de congestions sanguines, et je ne vois pas ce que le nom de Raspail pourrait inspirer de répulsion à celui qui ne s'occupe que de soulager ses semblables. C'est au contraire dans ce but que cet honorable citoyen devrait être pris pour exemple. Qui plus que lui a doté son pays de découvertes plus utiles et bienfaisantes? Que m'importe la politique où je ne dois voir que la science? Il serait à désirer que le dernier des hommes fût un Raspail. Dieu, sans en être plus grand, n'en serait pas moins loué. »

(Note de l'auteur.)

Élixir antiglaireux. Nous parlerons de cet élixir, autorisé que nous le sommes, après un long usage répété sur de grandes personnes et des enfants. Nous l'avons généralement admis dans les proportions et conditions suivantes : 1° Pour les enfants, auxquels nous nous intéressons de tout l'amour que nous avons pour eux, petits êtres scrofuleux, rachitiques, l'œil à moitié éteint sous la dent dévorante d'humeurs qui incendient leur petit organisme, paralysent leur intelligence ainsi que leurs actions; il faudrait n'avoir jamais souffert soi-même ou être le type de l'égoïsme, que ne connaît pas la brute, pour ne pas faire tous ses efforts afin de calmer ou de guérir de si intéressantes créatures, qui devraient encore être toutes parfumées du fluide céleste, et qui, au contraire, baignent dans une sphère où les plus sales passions ont déposé leurs virus empoisonnés!!!... C'est à ce moment qu'il faut prendre l'homme pour le purifier et le racheter du triste avenir qui lui est préparé par le venin qui doit le dévorer lentement le reste de son existence : aussi nous empressons-nous de tendre une main secourable à ces frères déshérités de la vie! C'est du moins le vœu de notre cœur et le devoir de notre âme.

Cet élixir est bien connu ; nous avons cru devoir le ranger au nombre des plantes simples. Il se prend ainsi pour les enfants : une cuillerée à bouche le matin pur, ou dans un demi-verre d'eau, selon l'âge et la facilité qu'on veut procurer à l'enfant qui le prend ; on continue trois jours de suite, on cesse trois jours, puis on en reprend les trois jours suivants, pour cesser de nouveau et recommencer trois autres jours. Alterner ainsi : trois jours de repos et trois jours de médicament, jusqu'à vingt-sept jours de l'un et de l'autre, ce qui fait vingt-sept cuillerées prises et vingt-sept jours de repos, en tout cinquante-quatre jours. Pour préparer et prendre cet élixir, il faut administrer trois jours d'avance une légère infusion de feuilles de *saponaire*, et continuer cette infusion le matin des jours dans lesquels on ne prend pas d'élixir. On peut, si l'état de l'enfant est satisfaisant, avant la fin du traitement le cesser, et l'approprier à l'âge et à la gravité du mal ; mais dans les sangs vraiment scrofuleux il faut poursuivre le traitement jusqu'à guérison parfaite, le doubler ou tripler s'il le faut. 2° Pour les

grandes personnes, elles peuvent la prendre
jusqu'à trois cuillerées à bouche par jour;
elles sont soumises aux mêmes conditions
que les enfants.

Epinards. Comme aliments, ils sont très
adoucissants et rafraîchissants et débarras-
sent le ventre. En lavements ils ont la même
vertu.

Estragon. Dans les aliments, il est bon
contre les vapeurs et les digestions pénibles.

Fèves de marais. Leurs robes seulement
sont très bonnes en décoction, contre la gravelle. Elles font évacuer le sable de la vessie;
on en met une poignée sur un litre d'eau; on
en boit trois ou quatre verres par jour. J'ai vu
de très bons effets de cette tisane.

Figues grasses. *Infusion.* Très adoucissantes pour les feux de gorge et les inflammations de la bouche, elles peuvent aussi
être appliquées extérieurement en cataplasme sur la gorge.

Fraisier (Racine de). *Décoction* très rafraîchissante, bonne contre les grands feux
dans les voies urinaires, et à prendre le
matin.

Fraxinelle (Feuilles de). Une *infusion* est

bonne contre les grattements ou picotements de la gorge, occasionnés par des vers. C'est un excellent vermifuge et un très puissant résolutif contre les embarras du ventre. Un verre le matin à jeun.

Fumeterre. *Infusion.* Contre les inflammations d'intestins, les vents, les maux d'estomac, on en met une poignée infuser dans un bouillon de veau, et l'on en prend deux verrés par jour.

Genièvre. En *liqueur.* Un petit verre après le repas, chasse et détruit les vents. Apéritif et tonique.

Girofle. Dans les mets, calme l'estomac et facilite les digestions pénibles.

Gruau dit de Bretagne. Très adoucissant pour les maladies de poitrine et les estomacs *délabrés.* Il faut en mettre une cuillerée à bouche pour un litre d'eau, jusqu'à ce qu'il soit bien cuit, le passer, le couper d'un peu de lait. En prendre matin et soir.

Guimauve (Fleurs de). En *infusion.* Spécialement adoucissantes pour les estomacs irrités par les glaires qu'elles détachent avec facilité; on en boit à volonté.

Sa racine bouillie dix minutes donne un

lait excellent pour les gargarismes, les cataplasmes et les lavements.

Sa farine en cataplasme est très adoucissante et rafraîchissante.

Gui (de chêne). En *décoction*, contre toutes espèces de maladies nerveuses, épilepsie, convulsions, irritations, il tonifie les nerfs et rétablit la circulation des fluides. Pris matin et soir.

Gui (d'orme). Doué de la même vertu que le précédent, il convient mieux dans les épuisements nerveux, dans le manque de l'électricité, que les natures épileptiques ont de trop ; le premier a un suc qui tient de l'arbre où il s'attache, *acide* et *fondant*, quand le second, au contraire, tenant également son suc de l'arbre qui le porte, est plus résineux, reliant, tonique et fortifiant. Il convient aux nerfs épuisés jusque dans les fibrilles nerveuses, car il est de leur nature, filandreux et gommeux (pour trouver une expression, dit la lucide, qui puisse peindre sa nature et ses vertus) ; il se prend de la même manière. Ce gui m'a été montré et nommé dans un rêve, comme convenant à mon état présent, qui était un épuisement nerveux, qui me tenait dans une dépendance de souffrances intolérables depuis quinze mois. Je soumis ce rêve à Adèle, qui me conseilla d'en prendre; je m'en trouvai bien, jusqu'à ce qu'une suite d'autres plantes me fussent ainsi révélées dans mes sommeils, révélations que j'ai toujours suivies à la lettre.

Laitue. Une *infusion* d'un cœur pour deux verres d'eau qu'on boit à jeun, est calmante et adoucissante.

Les feuilles sans être lavées et pilées, mais appliquées sur la tête à nu, en forme de cataplasme, sont souveraines contre les névralgies de cet organe.

Les mêmes feuilles, infusées avec un peu de cerfeuil, sont très bonnes pour les bains locaux contre les agitations des parties génitales.

✗ **Laurier amande.** Douze feuilles resteront dans un quart d'huile d'olive infusées vingt-quatre heures au soleil ou près du foyer; on en imbibera de la mie de pain émiettée; on en fera un cataplasme, et on le posera à froid sur toutes douleurs rhumatismales, afin d'en adoucir les angoisses. On peut frictionner toutes douleurs locales avec cette huile, ainsi que les plexus et les reins : on éprouvera un grand soulagement.

Laurier de cuisine. Bon dans les aliments, il est fortifiant, tue les vers, chasse les vents et facilite les digestions pénibles.

Lavande. *L'infusion* des fleurs est très apéritive et stimulante, chasse les vents, calme les nerfs irrités et réveille surtout les idées *paresseuses*.

Lentilles. *En décoction*, elles sont sudorifiques et facilitent la petite rougeole à sortir; leur graine en nourriture lâche le ventre et augmente le lait des nourrices.

Lichen ou *Pulmonaire de chéne*. En *infusion*, on ne prend que la deuxième; une pincée pour deux verres d'eau; coupée d'un peu de lait, elle est bonne contre les rhumes opiniâtres et violents, les fluxions de poitrine. Le lichen est adoucissant, tonique et rafraîchissant; il nettoie l'*estomac*, le *ventre* et la *vessie*, et rétablit la circulation. Boire à discrétion.

Lierre terrestre. *Infusion.* Bon contre les affections des bronches, les asthmes, et difficulté de respirer; on le prendra à volonté.

Lin (Graine de). En *décoction* très légère, elle est bonne pour les ardeurs d'urine causées par les maux vénériens ou tout échauffement causé par cette action. Un verre le matin à jeun.

4.

Lis. Son huile, mêlée à celle de camomille, est un excellent liniment pour les douleurs névralgiques de la tête. En frotter la partie souffrante.

Mâche. En *salade*, ou en *infusion* dans du bouillon de veau, elle chasse la bile et en apaise l'ardeur.

Magnésie non calcinée. Une petite cuillerée à café dans un verre d'eau une demi-heure après le repas; est bonne pour les digestions pénibles, corrige les rapports acides de l'estomac, chasse les vents, décrasse les papilles de cette organe, aiguise l'appétit. On peut la prendre sans danger, de quelques jours à quelques mois.

Marrons *ordinaires*. La seconde peau ayant été rôtie est mise en poudre; on en prend une prise dans un peu d'eau ou dans des confitures, contre la gravelle. Le fruit absorbe l'humidité et est bon à manger pour les hydropiques; l'amande sèche du marron d'Inde, réduite en poudre, est un violent sternutatoire. En prendre deux prises par semaine.

Marrube. *Infusion*. Bon contre les rhumes et les fièvres accidentelles, qui causent beaucoup d'altération, il pousse aux urines et rétablit la transpiration.

Mauve (Fleurs de). En *infusion*, elles sont très adoucissantes dans les inflammations de poitrine, et les commencements de rhumes. Boire à volonté.

Mélilot. Une *infusion des fleurs* est bonne en compresses sur les yeux contre l'inflammation des paupières; son arome calme les nerfs; appliquée en cataplasme, elle adoucit et résout les agglomérations du sang dans les douleurs locales.

Menthe poivrée. *Infusion.* Bonne contre ce qu'on nomme *vapeurs, chaleurs fugaces,* elle les calme vivement et chasse les vents. Prise au besoin.

Mercuriale. La prendre en lavements contre les constipations opiniâtres.

Mille-feuille. En *infusion.* Elle détruit les flueurs blanches et tonifie l'estomac. Prendre matin et soir.

Morelle. Pilée fraîche et appliquée sur toutes sortes de blessures, écorchures suites d'accidents, elle les cicatrise très vite.

Moutarde blanche (Graines de). Deux ou trois cuillerées à bouche par jour, une heure avant chaque repas (une cuillerée à la fois bien entendu). Prise avec un verre d'eau ou de tisane quelconque appropriée au mal, elle est très bonne contre les embarras glaireux, bilieux ou verreux de l'estomac et des intestins. Son travail est tout mécanique, et détache facilement les mucosités qui tapissent ces organes et les paralysent dans leurs fonctions ordinaires, en empêtrant leurs papilles ou suçoirs dont ils sont tapissés. Les intestins sont continuellement tendus et nettoyés par le passage de ces agglomérations de graines qui, soudées à ce qu'elles rencontrent, forment des espèces de bouchons de propreté, *dirons-nous*, qui ne laissent plus séjourner dans leurs replis, nommés *anses*, ce limon qu'y déposent les excréments des aliments, limons qui engendrent des gaz plus ou moins acides et corrosifs, qui allument un feu dans les intestins d'où naissent les inflammations intestinales et tous les désordres nerveux qui en sont les suites inévitables. Chacun comprendra aisément, par ce simple aperçu, que nos intestins contenant une très grande quantité d'air qui, s'il s'y trouve vicié, irrite par son contact les fibriles nerveuses qui les tapissent ; de là naissent les contractions des intestins, et leurs convulsions; le séjour de cet air putréfié incendie, selon la puissance qu'il acquiert, tout ce qu'il touche : il en résulte des contractions de l'orifice de l'estomac, des convulsions de cet organe, des pressions et tiraillements dans le voisinage du cœur, des répercussions au cerveau. Qu'on juge du trouble général que peut occasionner un gaz vicié qui échappe au scalpel à l'ouverture du cadavre, qui a pu devenir l'âme damnée de la science médicale et le tourment de Tantale du pauvre malade, qui n'a su que gémir et souffrir.

La graine de moutarde est donc un remède excellent dans ce cas par son travail mécanique, et de plus elle possède une émanation limoneuse très calmante et tonique, dont les molécules, selon les milieux qu'elle traverse, viennent reconforter les différentes liqueurs et fluides qui font notre vie et notre santé, quand ils sont en bon état. Voici ce qu'Adèle me disait un jour à cet égard, en sommeil magnétique : « Le travail de cette graine est admirable; on dirait que chaque graine est un être vivant et intelligent; la manière dont elle roule sur elle-même en entraînant les glaires auxquelles elle s'attache, est curieuse à voir (c'est en visitant ce travail sur moi-même qu'elle parlait ainsi); elle est suivie d'une masse plus ou moins nombreuse de semblables ouvrières qui aident la première à entraîner des lambeaux plus ou moins grands de ces toiles grasses; elles descendent doucement comme le ferait une toile d'araignée que traîneraient des mouches prises dans ses mailles; c'est un vrai convoi de charriage. D'autres sont éparpillées et retardataires, cherchant s'il n'y a rien d'oublié par les premières, et se mettent à préparer un travail que terminera le convoi suivant. C'est admirable d'entendement et de résultat! s'écrie-t-elle, ne pouvant se lasser de regarder ce singulier combat de la vie avec la mort, de la santé avec la souffrance personnifiée dans quelques graines et quelques humeurs. Cette graine, en entraînant les glaires, devient vermifuge, en ce qu'elle y enserre les masses de petits vers qui pullulent dans ces organes, et qui ne sont pas toujours nos hôtes les plus paisibles. »

Adèle la conseille aussi contre la gravelle, parce que, dans son passage, elle ramasse tout ce qu'elle trouve et chasse un petit sable fin dans la région des reins qui donne naissance à la gravelle et à la pierre, lorsqu'à l'agglomération de ces molécules peut s'adjoindre une liqueur collante qui en forme des calculs de différentes grosseurs. Chez les personnes sujettes aux purgations, elle est un très bon préparatif; elle laisse un passage libre à la bile recuite et aux humeurs plus ou moins corporifiées, sans s'étendre sur toutes ses propriétés (qu'il serait peut-être plus juste de nommer *résultats de son passage*). Adèle la recommande dans un grand nombre de cas; prise avec persévérance pendant plusieurs mois, on en obtient le plus grand bien.

Pour ce qui nous concerne, nous pouvons affirmer devant Dieu, aux hommes pour lesquels nous avons beaucoup d'amour et de respect, la vérité du récit suivant. Ayant été victime de deux attaques successives de choléra, qui nous avait presque perforé les intestins et désorganisé les voies digestives, au point que notre nourriture les traversait et était rendue sans les avoir fait profiter de ses sucs, nous étions tombé dans un état d'anéantissement, de faiblesse et de souffrance tel, que nous implorions

de quitter cette vie comme un grand bien-
fait de la Providence. Tous les remèdes et
toutes les lumières scientifiques et somnam-
buliques avaient été impuissants à nous
apporter quelque soulagement. Nous n'avions
plus espoir que dans la prière ; aussi notre
cœur implorait-il l'Éternel avec persévérance et amour. Une nuit, nous eûmes un
songe dans lequel nous apparut, au pied de
notre lit, un jeune homme à la figure noble
et bienveillante, nous montrant un bouquet
de graines qu'il tenait dans sa main droite,
invitant nos regards à le fixer. Nous crûmes
reconnaître cette graine pour celle de millet,
et nous fûmes réveillé subitement, entendant
à notre oreille une douce voix qui nous
disait : *Graine de moutarde*. Notre cœur
était dans une joie inconnue, et nous eûmes
grande hâte d'endormir Adèle pour lui demander ce que nous devions penser de ce
songe. Elle nous dit que nous devions prendre
de cette graine, et qu'elle nous ferait le plus
grand bien ; ce que nous fîmes dès le jour
même. Trois jours étaient à peine écoulés, que
nos matières fécales reprirent une consistance
et une forme qu'elles n'avaient pas eues depuis dix mois. Nous continuâmes ce remède

pendant quelques mois, nous en trouvant toujours bien. L'appétit revint ainsi que les forces, les transpirations continuelles s'arrêtèrent, l'espoir revint, un mieux sensible n'était pas à mettre en doute; cependant, depuis quelques jours notre graine ne nous semblait plus aussi bonne, une espèce de dégoût nous'gagnait, notre palais n'était plus affecté de cette saveur laiteuse, de cette émanation douce qu'elle laissait après elle. Nous eûmes alors un deuxième songe, dans lequel nous nous trouvâmes transporté dans un beau jardin garni des plus belles et des plus riches fleurs que nous ayons vues; nos regards s'arrêtèrent sur un jeune arbuste couvert de graines, que la maturité en détachait pour joncher le sol; cette graine nous paraissait bien être celle de moutarde, mais d'une nature plus fraîche, et d'une couleur paille admirable à voir. Nous fûmes réveillé comme la première fois, et une voix frappa fortement notre oreille, en disant ces mots par trois fois : *sénevé, sénevé, sénevé.* Nous ne comprîmes pas alors le sens de ce nom, et le confondîmes avec celui de chènevis; cependant cette dernière graine ne ressemblait en rien à celle que nous avions admirée à notre lever. Nous consultâmes un dictionnaire des plantes, et nous vîmes que sénevé et moutarde étaient synonymes. Dans le sommeil d'Adèle, nous lui soumîmes de nouveau ce songe : elle nous dit que celle que nous prenions maintenant était de l'année dernière, avait conservé sa vertu mécanique, mais qu'elle avait perdu celle émolliente, desséchée qu'elle était par la vieillesse, et nous conseilla d'en demander de la nouvelle, ce que nous nous empressâmes de faire faire par cette lucide à son réveil; mais celle qu'on nous apporta ne ressemblait en rien par sa couleur à celle de notre songe. Pensant être plus heureux nous-même, quoique très faible pour sortir, nous allâmes avec Adèle chez tous les grainetiers des quais, et n'en pûmes trouver de semblable à celle que nous désirions; nous priâmes alors, en passant sur le pont Neuf, l'influence mystérieuse qui nous avait fait avoir cette vision la nuit, de compléter son œuvre en nous conduisant vers le lieu où nous pourrions en trouver : nous vîmes une boutique devant nous, nous y entrâmes en demandant de cette graine. Quelle fut notre joie, en voyant une seconde fois celle de notre songe! Le marchand dut nous prendre pour un maniaque. Hélas! nous étions bien malade et bien confiant, voilà tout. Nous en prîmes plusieurs livres, et retrouvâmes l'arome ainsi que les bienfaits que la première nous avait procurés. Aujourd'hui où nous écrivons ces lignes, après cinq mois de ce traitement, nous n'avons pas encore éprouvé un seul dérangement de corps, et nous ne pouvons douter d'un entier rétablissement.

Vingt expériences de ce genre nous ont confirmé dans cet espoir. On ne peut en donner aux enfants qu'une petite cuillerée à café chaque fois ; proportionner les doses aux besoins, surtout après avoir été bien nettoyée de tous les corps qui lui sont étrangers. Cette graine ne se mâche pas ; la manière la plus facile que nous connaissions de la prendre est de la mettre sèche dans la bouche, et de l'avaler par gorgées avec le secours d'un verre d'eau ou de tisane.

Il va sans dire que, par sa vertu mécanique, elle accélère la circulation du sang et des fluides, par conséquent elle est bonne dans tous les cas où ces agents de la vie sont paralysés dans leur course par des entraves quelconques. Nous en avons reconnu de bons résultats dans ces embarras intestinaux et de l'abdomen, portant les noms de *squirrhes*, tous corps étrangers à ces organes, qui y ont pris racine en s'y développant dans des proportions effrayantes. Son action, dans ces cas, se conçoit par sa puissance mécanique de vouloir sa place, sans en laisser à ce qui entrave sa marche. Cette action incessante et persévérante devient victorieuse des obstacles qu'elle rencontre; elle les détache petit à petit et les entraîne, comme le ferait une corde à nœuds dans une impasse obstruée par des corps qui gêneraient son mouvement. Sans admettre ce médicament comme universel, nous dirons, avec ceux qui en ont fait usage, qu'elle est un des meilleurs connus, et duquel il n'y a rien à redouter par un usage constant.

Muguet. *Infusion.* Contre la stagnation du sang, les convulsions nerveuses et spasmodiques, il rétablit la circulation des fluides; une légère pincée pour un verre d'eau, qu'on prend le soir.

Muscade. Dans les aliments : elle tue les vers, chasse les vents, et facilite les digestions pénibles.

Son huile est très bonne et employée en

frictions sur les tumeurs de l'abdomen, les squirrhes et les douleurs locales causées par la stagnation du sang.

Navet (*Sirop de*). Il se fait ainsi : On choisit de bons navets qu'on coupe par rouelles et qu'on dépose par lits dans un pot de terre, jusqu'à ce que le pot soit plein. On saupoudre chacun de ces lits de sucre, on clot bien le pot qu'on dépose dans le four à la sortie du pain, pour y passer six heures, après lesquelles on le retire, et l'on passe ce sirop à travers un linge clair; on le met dans des bouteilles au frais, puis on en prend au besoin par cuillerée à bouche. Il adoucit les irritations de rhumes opiniâtres et calme les bronches irritées; il est souverain contre la coqueluche des enfants; éprouvé à plusieurs reprises avec succès, on le prend aussi dans les grandes quintes.

Néflier. Les fruits mangés frais arrêtent le cours de ventre; leur infusion a la même vertu; elle est de plus très adoucissante pour la poitrine. En prendre à volonté.

Noix de galle. Une seule en décoction, réunie à trois ou quatre feuilles de noyer pour une injection, convient dans les descentes de matrice.

Noyer. Les feuilles appliquées vertes sur la tête calment les migraines.

En injection elles sont bonnes contre les descentes de matrice ; l'amande de la noix se brûle de manière à en récolter l'huile qui en découle ; cette huile est très salutaire contre les brûlures.

L'enveloppe extérieure, dont on fait une liqueur connue sous le nom de *brou de noix,* est souveraine contre les coliques ; on en prend un petit verre à liqueur.

Oignon (blanc). Cuit sous la cendre, il fournit un très bon jus contre les esquinancies et les étranglements occasionnés par les inflammations sanguines. En gargarisme par petites cuillerées.

Appliqué extérieurement sur les commencements d'abcès ou de clous, il les fait aboutir très vivement.

Oranger (Feuilles d'). On s'en sert en *infusion* contre les agitations et agacements nerveux, la mélancolie, les irritations des bronches, des poumons, des intestins, les vents ; une seule feuille pour un verre d'eau. En prendre à volonté, principalement en se couchant.

Orge. *Décoction.* Une cuillerée à bouche

pour un litre d'eau. Très rafraîchissante
et nourrissante, elle convient moins aux
personnes nerveuses qu'à celles qui sont
sanguines. Un verre le matin à jeun.

Orpin. On fait une pommade de ses racines
et feuilles avec du beurre bien frais, et on la
laisse cuire à un feu très doux ou au bain-
marie. Cette pommade est très bonne et applicable sur toutes sortes de maux d'aventures,
boutons, bubons, panaris, tumeurs, dépôts,
abcès, brûlures ; surtout contre les hémorrhoïdes. Les racines seules en pommade sont
ce qu'il y a de plus adoucissant. Ce remède a
été essayé plusieurs fois avec un égal succès.

Orties (blanches). *Infusion.* Contre les
suppressions, elle rétablit le cours des mois,
détruit les flueurs blanches, et elle facilite
beaucoup la menstruation des jeunes filles.
Un verre matin et soir.

Oseille. En *faible* quantité dans les bouillons rafraîchissants, elle chasse la bile ; c'est
une plante âcre, brûlante et très irritante ; elle
ne convient pas à tous les tempéraments ;
on doit l'employer généralement avec modération.

Pain (Mie de). En cataplasme elle est rafraîchissante et très émolliente.

L'eau panée faite d'une croûte de pain légèrement grillée au feu et infusée dans un litre d'eau, est une boisson très désaltérante.

Pâquerettes, OU PETITES MARGUERITES DES PRÉS. *Infusion.* Très bon dissolvant contre les coups internes, dépôts ou défaut de circulation; on le prend à volonté.

Pariétaire. Contre les constipations, feu de la vessie, embarras du bas ventre; on met une poignée pour un lavement; son eau est très bonne pour cataplasmes avec la fécule de pommes de terre.

Pas d'alouette. *Infusion.* Contre l'engorgement des poumons, inflammations de poitrine; cette tisane est rafraîchissante, pectorale et adoucissante. Prendre matin et soir.

Pas d'âne. *Infusion.* Tonique, vulnéraire, légèrement sudorifique sans altérer les forces. Prendre le soir.

Patience (Racine de). *Décoction.* Bonne pour les tempéraments glaireux, elle détache très facilement les glaires de l'estomac, du sang et de la vessie; elle les pousse sous forme de boutons à la peau ou les fait évacuer par les urines et les sueurs ; on en met gros et long comme le doigt dans un litre d'eau. Prendre le matin à jeun.

Pavot (Une tête de). Dans un litre d'eau, cette décoction est très calmante, sert à délayer des cataplasmes et peut être appliquée seule en compresses ; elle est encore très bonne en lavement, et remplace au besoin le laudanum.

Pêcher (Feuilles de). *En infusion*, elles sont légèrement purgatives. Cette tisane est bonne pour les petits enfants qui ont la poitrine chargée de ce qu'on nomme des *flumes*, qui ne sont que des glaires à l'état naissant. On en met quatre feuilles pour un verre d'eau, et l'on en prend deux ou trois cuillerées par jour.

Persicaire. *Infusion* légère. Résolutive, stimulante et calmante, elle pousse les âcretés du sang vers la peau, et détruit les insectes vermineux. Prendre matin et soir.

Persil. En *infusion*, il dissout les engorgements laiteux des seins ; appliqué dessus il a la même vertu et les fait très bien passer.

Pilé tout frais et mis sur les coupures, il les cicatrise très vite.

Il est bon en fumigation contre les hémorrhoïdes.

Pervenge. *Infusion*. Bonne contre le lait

répandu, elle active fortement la circulation du sang, s'attaque spécialement aux agglomérations des vaisseaux sanguins. Prendre matin et soir.

Infusée dans du bouillon de veau, elle est très bonne contre les maux de gorge occasionnés par le sang; en fumigations ou en pommade elle est souveraine contre les hémorrhoïdes, les feuilles étant cuites à petit feu dans du saindoux.

Dans les engorgements des gencives, en mâcher quelques feuilles soulage beaucoup les maux de dents qui en sont la conséquence.

Pissenlit. Pour une *infusion*, on met une pincée dans un litre d'eau; prise le matin à jeun, elle accélère la circulation *des humeurs*, et elle convient aux natures glaireuses.

Plantain. L'*infusion* ou *eau distillée* des feuilles est très bonne contre les inflammations des paupières, en les bassinant ou y mettant des compresses trempées dans le liquide.

Poireau. Cet aliment, bon contre les irritations de poitrine, est calmant et adoucissant. Pris en lavement, il a la même vertu contre les douleurs des reins et d'entrailles, suite de fatigue. En cataplasme il est très adoucissant.

Pomme de terre (Fécule de). En cataplasme elle absorbe l'inflammation très promptement, jointe au son qui rafraîchit et à l'eau de cerfeuil ; ce cataplasme cicatrise les ulcérations des intestins, et est appliqué à une chaleur modérée.

Pourpier. Joint aux bouillons rafraîchissants, il est très adoucissant.

Primevère (ou Coucou jaune). En infusion il est très fortifiant et stimulant ; c'est un calmant précieux pour les nerfs. Prendre matin et soir.

Pulmonaire. *Infusion.* Contre les tubercules des poumons, le sang âcre et échauffé qui les irrite et les gonfle. Prendre matin à jeun.

Quinquina. On en prend une très légère prise dans des confitures ou deux tranches de soupe, jusqu'à trois fois par jour, pour couper les fièvres *faibles ;* sa vertu devient plus grande, si la bile, qui est presque la cause de toutes les fièvres, a été évacuée par un purgatif ; on l'administre avant ou après les accès, mais non pendant l'accès même.

Le vin de quinquina, si connu, est très

tonique, réchauffe les estomacs froids, débarrasse aussi des fièvres lentes et longues. En prendre, deux fois par jour, un petit verre à liqueur.

Raifort. On le coupe par rouelles pour en faire dans un pot des lits recouverts chacun de sucre en poudre, on les laisse ainsi macérer vingt-quatre heures; on en exprime le jus qui est très bon pris matin et soir, par cuillerées, contre les toux d'irritation et la coqueluche des enfants.

Réglisse (Bois de). Une *décoction* de trois minutes est bonne dans les tisanes adoucissantes et rafraîchissantes, et est préférable au sucre.

Rhubarbe. Elle est légèrement purgative et apéritive; on met une demi-once de sa racine dans un litre d'eau froide; on en boit à discrétion. Cette eau, mêlée au vin dans les repas, a la même vertu qu'en poudre. On peut en donner pendant huit jours aux enfants qui en ont besoin.

Riz. Il est bon contre les embarras du ventre, les fièvres lentes, la chaleur des membres, le malaise général, on en met une cuillerée à bouche dans un litre d'eau pour une décoction que l'on boit à discrétion, mêlée au vin. Cette boisson est très calmante et rafraîchissante, malgré l'opinion qu'on a du contraire.

La farine de riz en cataplasmes est très adoucissante et *absorbante*.

Romarin. *Infusion*. Les fleurs sont préférées aux feuilles; elles sont bonnes contre les rhumatismes, douleurs nerveuses, faiblesse générale et de la vue en particulier, les idées tristes et *paresseuses*, lourdeur des membres, défaut de circulation, crampes d'estomac et des membres, migraine; une pincée des fleurs pour un verre d'eau.

Ronces (*Boutons* de). Une infusion sucrée avec du miel est très bonne contre les grands feux d'urine chez les femmes après leur menstruation; elle calme et dissipe l'inflammation de ces parties. Deux ou trois verres par jour.

La même infusion convient également dans les grands feux de la gorge, en gargarisme; les feuilles de cette plante ont la même vertu, mais étant plus âcres, elles ne sont pas du goût de tout le monde.

Rue. Cette plante possède une grande puissance; j'en préfère l'application extérieure plutôt qu'intérieurement : c'est un très bon stimulant. L'esprit qui anime cette plante est un *tyran absolu*, il aime régner en maître ; c'est pourquoi elle convient aux hommes dont le moral est craintif et facile à subjuguer : elle leur communique la volonté dont elle est douée, et les rend un peu plus maîtres d'eux-mêmes ; étant surtout appliquée sur le front, elle en chasse les idées craintives pour s'y placer en souveraine ; je ne conseillerais pas de l'y laisser séjourner trop longtemps, car elle pourrait y opérer un trop grand vide.

On s'en frottera les mains avant de magnétiser une personne qui aurait une suppression, puis on les lui appliquera sur le bas-ventre, cela aura un grand effet ; posée sur le creux de l'estomac, dans un petit sachet, et jointe à une égale quantité de thym et de petite sauge, cette plante sera un très bon préservatif contre le mauvais air et les méchants esprits, qui, pour moi, sont la même chose ; il est indifférent que ce sachet soit plus près du nombril que de la poitrine.

Safran. Une pincée dans les aliments ou en décoction est calmante et apéritive ; il chasse les vents; infusé dans du vin rouge et bu le matin à jeun, un petit verre, il facilite la menstruation.

Salsepareille. *Décoction.* Dépuratif très bon pour les sangs scrofuleux et vénériens; une pincée pour un litre d'eau dont on prendra un verre matin et soir.

Salsifis. Aliment rafraîchissant.

Saponaire (*Feuilles* de). *Infusion,* bonne contre les tempéraments glaireux, pour les enfants principalement qui ont des humeurs froides; cette plante savonneuse se mêle facilement aux glaires qui circulent avec le sang, les en détache, et les entraîne au dehors miraculeusement. Quelquefois il est utile, après un mois de ce régime, de prendre une légère purgation; une pincée pour un verre d'eau qu'on renouvelle plusieurs fois par jour.

Sarriette. Une *infusion* débarrasse les viscères, en chasse les glaires et les humeurs bilieuses; elle détruit les vers de l'estomac et ouvre l'appétit; un verre le matin à jeun.

En injection dans les oreilles, elle y résout les matières qui y séjournent et causent fort souvent la surdité.

Sauge (*Feuilles* de petite). Une *infusion*

est très utile contre les idées mélancoliques, défaut de circulation, embarras d'intestins, d'estomac, de tête, dépendant plutôt du système nerveux que d'une autre cause, faiblesse générale, insomnie, roideur des nerfs, des membres; elle peut être employée dans presque tous les troubles nerveux à la manière du thé; une pincée pour un verre d'eau.

Savon noir. Un sou de savon noir dans les bains de pieds est plus puissant que la cendre et la moutarde; c'est pourquoi nous le mentionnons. On ne laissera les pieds que dix minutes dans ce bain.

Seigle. *Décoction*. Une cuillerée à bouche pour un litre d'eau; elle est très rafraîchissante et adoucissante; un verre le matin à jeun.

La farine de seigle, en cataplasmes, est très résolutive, émolliente, calmante, adoucissante.

Sel de cuisine. Quatre livres dans un grand bain et une livre dans les bains de pied; il est fortifiant et stimulant; il ouvre et nettoie les papilles de la peau et les facilite à se décharger des humeurs internes; il dégage la poitrine et la tête du sang qui y séjourne, et rétablit l'harmonie générale.

Séné. Une *infusion* de trois ou quatre

feuilles pour un verre d'eau pris à jeun, facilite les évacuations, ouvre le ventre; le séné est un laxatif doux, convenant aux tempéraments délicats.

Son. *Infusion.* Il est adoucissant et rafraîchissant, pour les affections de poitrine, les rhumes opiniâtres ou les irritations; on en prendra un verre matin et soir.

En cataplasme chaud et sec, appliqué sur les parties malades, il est très bon contre la goutte et toutes espèces d'enflures.

Dans les bains, il adoucit et calme les nerfs; on en met un demi-boisseau environ pour un grand bain, moitié moins pour les bains de siége.

Soude. Deux livres dans un grand bain; elle est bonne contre les maladies de la peau et très fortifiante.

Sureau (*Fleurs* de). En *cataplasmes*, elles absorbent l'inflammation causée par des *coups d'air.*

En *infusion*, le sureau est sudorifique, rétablit la transpiration, et chasse les humeurs glaireuses par les pores de la peau; un verre au lit.

En *fumigations*, le sureau produit le même effet qu'en cataplasmes.

Tamarin. *Décoction* de quelques fruits dans deux verres d'eau ; elle est bonne contre le sang scrofuleux et enflammé ; elle en arrête la décomposition, le rafraîchit et en fait évacuer doucement les humeurs ; c'est un *purgatif léger*. Un verre matin et soir.

Thé noir. *Infusion*. Très calmant. Le thé vert est plus stimulant ; le premier est bon contre la difficulté d'uriner ou les urines rares ; il en facilite la sortie ; il calme le cœur et réjouit les idées ; il est sudorifique et bienfaisant généralement. Le deuxième produit souvent les effets contraires.

Thym. *Infusion*. Il détruit les vers, pousse les mois, accélère la circulation, soulage les douleurs rhumatismales, chasse les vents, et tonifie l'estomac ; un verre matin et soir.

Tilleul. Une *infusion* est utile contre les agitations nerveuses, les sueurs rentrées, les insomnies, irritations des bronches, de l'estomac, des intestins, crampes, pesanteurs de tête, idées tristes ; deux petites branches pour un verre d'eau qu'on prendra bien chaude et sucrée en se mettant au lit.

L'écorce de tilleul est bonne en *décoction* contre les feux et pertes d'urine, les petits chancres aux parties génitales, l'hydropisie ; on en met gros et long comme la moitié du petit doigt dans un verre d'eau qu'on prendra le soir.

Réduit en poudre, le tilleul est bon pour réveiller l'odorat; deux prises seulement tous les deux jours.

Trainasse. *Décoction* ou *distillation*. Elle est bonne contre l'inflammation des paupières, en les bassinant ou en y appliquant des compresses trempées dans le liquide; ses rameaux rampants ont de l'analogie avec les fibrilles qui tapissent cet organe : c'est dans cette similitude que je trouve sa vertu; elle convient aussi en cataplasmes, dans toutes sortes d'inflammations locales.

Valériane. Une *infusion*, matin et soir, fortifie les nerfs et les calme. Bon dépuratif pour les sangs *acres échauffés*. Cette plante possède, en dehors des autres, deux fluides abondants : l'un d'une couleur blanche, homogène au fluide nerveux, et le deuxième de couleur rouge, homogène à celui du sang.

Verveine. Fraîche et pilée, appliquée sur les engorgements sanguins, suites de coups, points de côté ou autre cause, elle les dissout très promptement et calme beaucoup.

En lavements, elle est bonne contre les ulcères du rectum et des intestins avoisinants.

Vigne. Une *infusion* de trois feuilles du *muscat* dit *aux feuilles blanches*, pour un verre d'eau, est bonne contre la gravelle et les pertes de sang par les urines; deux verres par jour, un soir et matin.

La cendre de sarments de vigne, dans un bain de pieds, vaut la moutarde.

Violettes (*Fleurs* de). Une *infusion* calme les inflammations d'intestins causées par des déjections pénibles et vénéneuses, les embarras de poitrine; elles sont un peu purgatives.

Vulnéraire. *Infusion*. Il est stimulant, dissolvant et bon contre toute agglomération sanguine, suite de coups. Il rétablit le cours du sang.

Appliqué en compresses sur les parties affectées par des coups, il produit le même résultat.

DEUXIÈME PARTIE.

Maladies.

La vie matérielle représente le sommeil du ciel, et la maladie le sommeil de la vie matérielle.

———

Ainsi se termine la nomenclature des plantes que nous avons étudiées, appliquées, et jugées bonnes à être enseignées. C'est très peu offrir à la science, mais c'est beaucoup offrir à ceux qui souffrent et qui attendent avec impatience. Si Dieu le permet, nous agrandirons dans la suite ce petit traité des nouvelles études que nous aurons faites ; mais envieux de mettre notre trésor à l'abri de tout accident, nous nous empressons de le confier à l'impression, comme à la meilleure des notes que puisse contenir notre portefeuille.

Nous ajouterons une observation essentielle, qui est de toujours rechercher, dans les plantes indiquées, celles qui sont les plus fraîches; on sent toute la puissance de cette observation, qui n'a pas besoin d'être développée pour être comprise. Si le remède enseigné et employé ne jouit plus des propriétés qu'il a perdues par la vieillesse ou une altération frauduleuse, on n'obtient pas les résultats désirés; au contraire, on court la chance d'avoir un nouveau désordre à combattre, et l'on accuse le médecin, le lucide et le remède d'être imparfaits. Il y a une telle responsabilité de conscience à tenir de ces remèdes, que celui qui s'en acquitte honnêtement mérite une reconnaissance sans bornes de la part des malades, quoique en apparence il n'ait rempli qu'un devoir; mais un devoir rempli dans une société qui les méconnaît tous et qui ne vénère que l'égoïsme, il y a quelque mérite pour l'homme qui s'en acquitte : cet homme est un homme d'élite. L'habitant des campagnes est sous ce rapport plus heureux et mieux servi que l'habitant des villes, car il trouve à profusion à ses pieds, dans toute leur fraîcheur virginale, les plantes qui deviennent les hôtes indispensables du foyer domestique. A peine le printemps vient-il étendre son manteau

vert sur la terre, sa bien-aimée compagne,
que l'enfant du chaume commence ses pérégrinations champêtres et court dénicher la
timide *violette*, dont le parfum au loin trahit
la présence sous cette touffe de gazon. Cette
bienfaisante fleur sera utile dans maintes
circonstances où la nourriture variée et nouvelle qui pousse pourrait porter quelques
troubles toxiques dans les intestins.

Plus loin, l'enfant trouve les bois garnis
de *primevères* nommées *coucous*. Ses mains
en tressent des couronnes dont il pare sa
tête, sans se douter que cette fleur est applicable aux troubles de cet organe.

Au pied de ce peuplier, il cueille dans la
prairie émaillée de toutes les richesses de la
flore champêtre le *muguet* aussi blanc que
les *idées* qu'il est appelé à calmer. Il saute
sur cette délicate *pâquerette*, qui, tout
occupée de sucer les gouttelettes de rosée
dont est chargée sa rouge collerette, ne se
doute pas plus que l'enfant qui la cueille,
qu'elle est appelée à une plus généreuse
besogne, celle de calmer certaines douleurs
nerveuses de l'estomac, des intestins et de
la poitrine.

On le voit danser sur ce *chiendent* touffu

dont les filaments blancs sont si utiles aux feux des voies urinaires. Le chien qui le suit trouve dans ces beaux cheveux verts un remède assuré contre le feu qui le dévore et lui enlève l'appétit.

Plus loin, est un buisson bordé d'*aubépine*, si souveraine contre l'épilepsie; il en fait un bouquet monstre qui chargera la cheminée de son poids : c'est qu'il y a des épileptiques en tous lieux. Croyez-vous qu'il respectera ces *bleuets* si bien cachés dans ces filaments d'or qu'on nomme *blé?* Oh! non, ils sont aussi bleus que les cieux, *que ses yeux;* il ne les foulera pas à ses pieds; il en fera un beau bouquet qu'il apportera à sa petite sœur; sa grand'mère s'empressera de les serrer, car elle sait que leur eau distillée est nommée *casse-lunettes* : elle voudrait bien casser les siennes. Mais, à côté du bleuet, est l'ardent *coquelicot*, dont la couleur est la terreur de nos petites gens du jour. Oh! celui-là est trop nécessaire aux rhumes que vont nous ramener les enfants de Noël : il faut le faire sécher jusqu'à ce qu'on ait besoin d'en faire une infusion.

Que fait le père de famille pendant que ses enfants herborisent par plaisir? Il prépare sa moisson avec choix et calcul : aussi garnit-il les plates-bandes de son jardin de *pas-d'alouette*, de *petite sauge*, de *lis, roses, romarin, rue, baume, camomille, chicorée sauvage, cresson, fraisier, guimauve, mauve, laitue, lavande, mélilot, muguet, orpin, pavot, thym, verveine, coucous*, etc., etc. Tout cela est mêlé sans ordre, mais tout y est : c'est généralement l'ornement des jardins champêtres. Les fossés qui les bordent sont pourvus de *pariétaire* et de *mercuriale*, jusqu'aux murailles, auxquelles ces plantes s'attachent malgré elles. Au pied de la vigne qui décore la porte de sa demeure, pousse la délicate *pervenche*, dont les rameaux trop faibles implorent l'appui de cette protégée de Noé. Jusqu'au pied de son fumier, il récolte une multitude d'autres plantes qui, si elles osaient, entreraient dans sa maison pour mieux s'offrir à sa vue. La *bonne femme* du voisinage, qui a eu douze enfants et les a soignés avec leur concours, sait fort bien la propriété de chacune et en faire un juste emploi. Le médecin de la ville voisine ne passe qu'une fois la semaine par ces lieux pour soigner les cas les plus graves; tout le monde s'en trouve bien. Mais dans les grandes villes, il n'en est pas ainsi : plus on sait, plus on veut savoir; plus on souffre plus on veut souffrir; les cimetières en sont mieux approvisionnés et les ruisseaux plus gros de larmes.

Nous allons passer à la nomenclature naturelle et non scientifique des parties du corps affectées par certaines maladies, et des plantes que nous leur croyons utiles. Cette deuxième partie de notre ouvrage est conçue autant dans le but de faciliter la recherche des maladies auxquelles ces plantes sont applicables que de placer le plus avantageusement possible quelques pensées philosophiques et consolantes pour le malade. Nous ne donnons pas nos réflexions ni la classification des articles qui suivent comme quelque chose d'heureux et bien conçu, mais comme quelque chose qui voudrait être heureusement exposé et bien compris.

Nous le répétons, notre intention n'est pas de disputer à la science médicale son mérite, mais d'être le plus utile possible, en exposant notre manière de voir et de juger des mystères de la vie d'après notre ignorance scientifique.

MAUX DE TÊTE DE DIVERSES NATURES.

Sous cette dénomination vague il est difficile, à tout autre qu'à celui qui souffre, de reconnaître la nature de son mal, qui peut scientifiquement *même* ne pas avoir de nom. Un mal de tête peut n'être qu'une sensation plus ou moins fugace ; nous conseillons de voir *bardane, coquelicot, eau sédative, laitue, lis, noyer, rue.*

ÉTOURDISSEMENTS provenant des spasmes de l'estomac et du système nerveux. Voy. *moutarde, muguet, romarin, rue,* ainsi que les articles *Estomac, Intestins, Voies urinaires.*

MIGRAINE, *délire, idées fixes.* Voyez *absinthe, coquelicot, eau sédative, moutarde, muguet, romarin, rue,* puis articles *Estomac, Intestins, Voies urinaires.*

La tête, étant le récipient de toutes les distillations humorales matérielles et spirituelles de notre *être,* doit, par sa solidarité avec tous ses organes, être presque toujours esclave de leur état ; aussi est-il plus nécessaire de chercher et combattre le siége du mal, que de le calmer dans cet organe : la tête n'est rarement malade en elle-même qu'à la suite de quelques accidents pour lesquels nous avons proposé quelques plantes ; les souffrances qu'on y ressent sont presque toujours occasionnées par le mauvais état de l'estomac, du cœur, du foie, de la rate et des intestins *surtout*. C'est pourquoi nous renvoyons aux articles qui traitent de ces organes.

Nous ne pensons pas n'offrir ici que le secours des plantes que nous avons citées, nous désirons conseiller le *magnétisme humain* comme le meilleur et le plus assuré remède que nous connaissions, pouvant guérir à lui seul *toutes les maladies guérissables*. C'est pourquoi nous l'avons presque toujours conseillé et employé avec succès dans nos expériences ; indépendamment qu'il est la vie animale par excellence, il n'est pas moins la vie végétale et minérale : c'est la *vie des vies*, la *santé des santés*, l'*harmonie des harmonies*.

Notre intention n'est pas ici de faire un traité de cette science, nous pensons nous adresser à des personnes qui la connaissent, ou du moins qui en ont entendu parler ; ce que nous en dirons sera suffisant à celles qui n'en ont aucune notion pour en faire une application heureuse. Nous prions tous nos lecteurs qui voudront faire quelques études sérieuses sur ce sujet, de lire les savants auteurs qui en traitent, tels que Mesmer, Puységur, Deleuze, du Potet, Chardel, Charpignon, Ricard, Gauthier (Aubin), Lafontaine, etc.

Ceux qui ne pourront lire que notre chétif *Guide du magnétiseur* y puiseront quelques notions primaires et indispensables à toute personne qui veut magnétiser.

Nous conseillons donc, dans les cas que nous venons de citer, si le siége du mal est dans la tête, de poser une main sur la douleur et l'autre main du côté opposé (ce qui crée deux pôles, qu'il est toujours bon d'établir dans toute magnétisation locale ou générale ; cette observation se sent, et ne peut s'expliquer en quelques lignes : il est utile d'en agir ainsi ; c'est pourquoi nous le recommandons en toutes circonstances). Lorsque les mains auront ainsi séjourné environ cinq minutes sur la tête, les descendre lentement vers les extrémités les plus rapprochées, qui sont les épaules, puis les éloigner, et secouer les doigts, comme si quelque chose s'y était attaché ; recommencer une deuxième et troisième apposition des mains, suivies des mêmes mouvements; puis bien se les laver dans un vase d'eau acidulée de quelques gouttes de bon vinaigre, ou d'eau-de-vie camphrée. Nous recommandons cette précaution qui doit être inséparable de toute magnétisation.

Nous ne pouvons encore nous étendre à cet égard; nous croyons cette précaution nécessaire, c'est notre conviction, et notre conscience nous force à donner ce conseil.

Ce ne sont jamais les longues magnétisations qui sont les meilleures, ce sont celles faites avec amour et l'envie de soulager celui qui souffre. Cinq minutes en valent quinze, un bon désir en vaut mille : la mère qui met la main sur le ventre de son enfant pour calmer ses coliques, désire les apaiser par *elle ne sait quoi*; sa main laisse écouler l'amour de son cœur sur la souffrance, le mal disparaît, l'enfant sourit, et la mère est satisfaite. Dans cet exemple, pris hors de toute science, au sein de l'instinct maternel et *éternel* est toute une médecine, un trésor inépuisable de santé et de bonheur; le tout est de le conserver aussi pur que Dieu le remet en nos mains, pour que ses effets soient bienfaisants : hors cela, c'est le côté opposé. Malheur à celui qui marche dans cette dernière route!

En magnétisme, il n'est pas exigible de n'apposer que les mains sur le siége des douleurs. On peut y apposer, à l'occasion, tout objet quelconque sur lequel on a déposé la même intention de soulager. Tels que bonnet, mouchoir, étoffe de laine, de coton ou de soie. Ce sont des commissionnaires honnêtes qui portent fidèlement à domicile ce qu'on leur a confié. Cependant nous préférons les lainages, ou les papiers qui en sont composés, comme le papier gris non collé.

Le lit, le linge, tous les aliments, en général, reçoivent cette action bienfaisante et la rendent de même à celui auquel elle est adressée.

Cette observation est pour faciliter les personnes qui s'intéressent aux malades, de pouvoir le faire à leur insu par ces intermédiaires, ou si elles ne sont pas en état présentement de magnétiser, d'en user lorsqu'elles sont disposées à cet effet.

Sans nous laisser entraîner aux mille et une explications et recommandations qui seraient nécessaires dans un traité de magnétisme, nous renvoyons aux auteurs précités ; ce que nous conseillons, n'ayant pas besoin de plus de développement que celui que nous lui donnons.

Nous ferons seulement observer que, si sous cette action conseillée par nous, un état de sommeil, qu'on nomme *somnambulisme*, se déclarait, il faudrait avoir recours à des ouvrages plus explicites pour tirer parti de cet état, et pour la première fois demander au dormeur quand et comment faut-il le réveiller ?

Ordinairement on n'a qu'à faire des passes vives devant la tête et l'estomac, *passes* qu'on nomme *transversales*, parce qu'elles se font en travers sur ces organes, comme si on les éventait ou qu'on en chassât une atmosphère lourde. Animé du désir de réveiller le dormeur, on ne tarde pas à lui voir rouvrir les yeux. Ne jamais provoquer cet état, si l'on ne sait pas parer à tous ses inconvénients et le diriger ; que l'on s'éclaire alors des lumières nécessaires qui sont dans les ouvrages qui traitent de cette matière.

Comme nous conseillerons quelquefois *l'eau magnétisée*, nous devons enseigner la manière de la faire, car cette eau possède

une si grande vertu, qu'il serait malheureux
de la négliger, faute de savoir la préparer ou
d'avoir foi dans son influence. Voilà comment
elle se fait : Vous prenez un vase quelconque
plein d'eau ; vous le tenez, d'une main, par
le fond, et vous placez, par opposition,
l'autre main à son ouverture ; les doigts réunis
en pointes, les uns contre les autres, selon
l'orifice du vase, vous les agitez doucement à la surface du liquide, comme si vous
enfonciez quelque chose dans son intérieur,
ou cherchiez à toucher les bouts des doigts
de la main qui est dessous. Trois minutes de
cette manipulation suffisent pour saturer un
verre d'eau, cinq minutes pour une bouteille,
dix minutes pour un seau, et un quart d'heure
pour un grand bain. Si la propreté vous permet d'agiter cette eau avec les mains, elle n'en
sera que plus saturée ; si également la personne n'est pas répugnée de vous voir souffler
sur celle destinée à boire, elle sera parfaite.
Vous soufflez ainsi par trois fois, vous figu-
rant que vous rafraîchissez doucement la
partie malade ; n'importe en quel endroit intérieur ou extérieur du corps elle se trouve,
cette eau saura bien la trouver et lui porter
le bien que vous avez désiré lui faire, prin-

cipalement pour rafraîchir les intestins et
vaincre des constipations ou rétentions d'u-
rine : imaginez-vous souffler dans les derniers conduits de ces organes, comme dans
un tuyau que vous voudriez déboucher,
vous serez émerveillé du résultat. Si vous
magnétisez ainsi les tisanes, elles n'en auront que plus de vertu. Pour l'eau magnétisée destinée à l'intérieur, nous préférons la
prendre le matin à jeun.

YEUX.

Comme les maux de tête, ceux des yeux
peuvent dépendre des affections des organes
avec lesquels ils ont une correspondance plus
ou moins directe. Combien d'inflammations
de poitrine n'ont-elles pas été guéries après la
guérison d'inflammations d'intestins, ou d'affections des voies urinaires ! Combien de
myopies empirent par l'abus du plaisir vénérien, isolé ou naturel ! Combien une lecture
trop assidue, ou la fixité d'objets fatigants
à voir, disposent aux maux d'yeux ! Nous
conseillons alors d'étudier *bleuet*, *plantain*, *boursette*, *mélilot*, *romarin*, *traînasse*
et *l'eau magnétisée*.

OREILLES.

Il est trop difficile de connaître la source
du mal de ces organes pour s'exposer à conseiller quelques remèdes. *Prudence* et *sagesse* sont notre devise. C'est dans ces occa-
sions surtout que nous avons besoin des lumières du somnambulisme. Une fois que
nous connaissons la cause et le vrai siége du
mal, nous nous attaquons à notre ennemi et
le combattons le plus avantageusement possible.

Dans les cas de surdité, de bourdonne-
ments, de sifflements dans ces organes, si
indispensables à nous entendre débiter notre
trop plein de raisonnement *irraisonnable*,
nous ne nous servons que du magnétisme,
en mettant nos pouces dans l'orifice de chaque oreille, pour établir un courant fluidique
de l'un à l'autre, et entraîner ainsi ou dissoudre tout ce qui pourrait obstruer l'intérieur; quelquefois aussi nous présentons les
doigts à l'orifice, étant réunis ensemble, et
nous leur faisons opérer des mouvements
comme si nous dévissions une vis ou percions
un trou. Nous avons encore recours à du coton cardé, imbibé d'eau magnétisée, ou de

salive, lorsque la bouche est saine et ne répugne pas au malade.

NEZ.

Cet organe est plus affecté par les enchi-
frènements, effet d'une trop grande abondance de mucosités qui séjournent dans les
fosses nasales, que par une maladie quelconque spéciale. Comme ces enchifrène-
ments disparaissent fort souvent avec les
rhumes qui les enfantent, nous ne nous en
occuperons que pour offrir des calmants
dans l'huile de *camomille* ou la pommade
camphrée dont on graisse la racine du nez,
le soir en se couchant; mais dans les sé-
cheresses caractérisées qui réagissent sur le
cerveau et les idées, que le tabac ordinaire
est impuissant à calmer, nous proposons la
poudre de *tilleul* et de *marron d'Inde*.

DENTS.

Au dentiste seul appartient de juger et
d'opérer : mais, dans le cas que ce mal soit
occasionné par une inflammation des gencives causée par une surcharge de sang,
nous conseillons de mâcher quelques feuilles

de *petite pervenche*, en prendre même une infusion, et recourir aux bains de pieds.

Quand ce mal est nerveux, nous posons les pouces sur les jointures des mâchoires, pendant quelques minutes, enveloppant le derrière du cou de nos autres doigts. S'il dépend d'une trop forte ascension du sang à la tête, nous posons nos mains à plat sous les oreilles, sur le cou, et nous suivons ces gros vaisseaux qui sont visibles à l'œil, qu'on nomme *artères carotides*, avec l'intention de modérer l'action de l'ascension du sang et de le forcer à redescendre vers le cœur. On peut même, à l'occasion, appuyer avec les pouces sur ces artères, pour modérer le passage du sang et presser assez pour obtenir ce résultat, sans pour cela étrangler le patient.

GORGE.

Nous ne parlerons ici que de ces maux de gorge fugaces occasionnés par des *rhumes*, des refroidissements quelconques, ou des gonflements sanguins. Dans ce dernier cas, nous conseillons de mettre sur la gorge un cataplasme tiède de *son* délayé avec l'eau d'une infusion de feuilles de ronces : on y ajoutera une cuillerée à soupe de bon vinaigre ; on en éprouvera le plus grand bien : nous conseillons encore, un bain de pied de cinq minutes seulement, commencé tiède et réchauffé autant qu'on peut le supporter ; bien sécher les pieds et éviter d'y prendre froid en en sortant. On peut fortifier ce bain par du sel, de la cendre ou du savon noir, etc. Dans les premiers cas, voyez *fraxinelle*, *figue grasse*, *oignon blanc*, *pervenche*, *ronce*, etc.

Si le siége du mal est dans les poumons ou les intestins, voyez les articles qui traitent de ces organes.

Une cravate magnétisée quelques minutes est très souveraine contre ce mal, de quelque nature qu'il soit, ou une compresse d'eau magnétisée. Il va sans dire qu'une magnétisation à passes douces et lentes des épaules aux genoux, non devant la poitrine, mais sur les côtés du corps, est d'un grand secours : on les nomme ainsi *passes*, parce qu'elles expriment le passage plus ou moins rapide des mains d'un endroit à un autre, par un trajet de continuité, comme si on frottait doucement les habits de la personne sur laquelle on les fait, lorsque ces passes se font par attouchement ; mais elles peuvent avoir lieu à distance du corps également. Alors on tient les bras tendus et souples, sans roideur aucune, les doigts collés près les uns des autres et les mains droites qu'on descend ainsi du mal aux extrémités inférieures du corps, avec plus ou moins de vitesse ; c'est ce qu'on nomme *passes à grands courants*. Par un effet sympathique ou attractif le sang suit le trajet des mains et quitte ainsi les parties qu'il trouble par sa stagnation.

Les passes à distance sont nécessaires dans les rapports qui exigent de la pudeur, mais dans ceux qui en sont affranchis les passes par attouchement sont préférables. Tel est mon jugement, qui n'est pas celui de tous les magnétiseurs. C'est aux résultats que l'on juge de la bonté de celles qu'on a employées. Une passe à grands courants exige au moins une minute dans son trajet des épaules aux pieds. Ces passes sont bonnes en toute occasion où l'on désire une circulation active, et dégager les parties supérieures du sang ou des fluides qui y abondent.

BRONCHES OU CONDUITS AÉRIENS.

Lorsque ce sont ces conduits seuls qui se

contractent au passage de l'air, nous renvoyons à *coquelicot*, *romarin*, *oranger*, *sauge*. Si la cause est dans l'engorgement des poumons, voyez *Poumons*.

Le magnétisme par l'apposition des mains, l'une sur la poitrine et l'autre entre les deux épaules, pendant cinq minutes, puis les descendre doucement jusqu'au tronc, procure un soulagement très sensible; ainsi qu'un verre d'eau magnétisée bue par gorgées : à l'occasion, un linge ou papier magnétisé porté dans le dos, dans les temps humides ou venteux, si contraires à ces maladies, soulage beaucoup.

POITRINE. — POUMONS.

Il y a quelque chose qui serre le cœur à ce mot *maladie de poitrine*. Il est si près de celui *poitrinaire*, et ce dernier si lié à celui *cercueil*, que vraiment on ne sait par quel côté l'étudier, ni quel conseil donner en pareille occasion. Pour nous, qui voyons la cause de la plus grande partie de nos maux dans l'héritage de ceux de nos parents, que connaître dans ce chaos? Le rhume, qui purge celui-ci, tue celui-là; l'excès, qui fortifie tel organe, anéantit tel autre, où en est la cause? Eh! mon Dieu, dans la richesse des substances qui composent notre être, dans l'harmonie des milieux qu'elles traversent, dans les distillations qu'elles subissent, dans la direction que le moral leur donne.

Défendrons-nous à cette jeune fille une soirée de bal, à cet Hercule de découvrir sa poitrine à tous les vents, à ce jeune étudiant une nuit d'estaminet? tous peuvent ne pas s'en trouver mal, tous peuvent en mourir. Notre jeune fille peut en devenir aussi blanche qu'une pâquerette, notre Hercule aussi faible qu'un Lilliputien, et notre étudiant aussi sec qu'une allumette chimique.

Que faut-il pour cela? Un rhume. Qu'est-ce qu'un rhume? Quelques gouttelettes de sueur arrêtées par quelques atomes d'air. De cette rencontre peuvent naître une inflammation de ces organes, puis une suppuration, résultat d'une décomposition, qui disparaît dans une couronne d'*immortelles* que la terre offre au ciel, le meilleur des passeports que je connaisse. Ce n'est point à ceux pour lesquels il est signé que nous conseillons quelques remèdes, c'est à ceux qui ont encore à souffrir des douceurs de cette existence que nous prions de voir *betterave*, *bouillon-blanc, capillaire, coquelicot, datte, gruau, mauve, navet, pas-d'alouette, poireau, pulmonaire, raifort,* etc.

Si la stagnation du sang dans ces *organes* provient d'un défaut de circulation, voyez articles, *Intestins* et *Suppressions.*

Le magnétisme est d'un grand secours dans ces affections. Il ne faut pas passer les mains devant la poitrine, mais les laisser séjourner quelques minutes sous les bras, puis les descendre doucement le long des côtés, jusqu'aux genoux ; ne pas s'exposer à magnétiser ces organes si on les a soi-même en mauvais état, on pourrait s'en trouver mal ; qu'on prenne pour loi générale, en magnétisme, de ne jamais magnétiser des maladies dont on est affecté, et ne point opposer d'organes faibles à des organes faibles. Nous laissons encore aux praticiens qui ont écrit sur le magnétisme de développer le *pourquoi* de ces recommandations. Nous effleurons ces questions et ne pouvons les traiter dans un ouvrage qui ne leur est pas consacré spécialement.

Magnétiser les boissons et tisanes.

Jeunes filles, couvrez un peu plus vos

blanches épaules, car le marbre de la tombe
est encore plus blanc qu'elles. Hercules,
doutez un peu plus de vos forces, car un léger courant d'air peut vous coucher à terre.
Jeunes étudiants, fumez et buvez moins pour
éviter dans la fleur de l'âge de fumer la terre
avec vos os.

ESTOMAC.

Cet organe, comme étant la première salle
d'entrepôt de toutes les substances destinées
à l'entretien de notre existence, sent trop
l'utilité de ses fonctions pour ne pas être
parfois très exigeant, volontaire, capricieux,
méthodique et tyrannique. Aussi pose-t-il
son *veto* sur nos goûts, nos fantaisies, nos
caprices, corrigeant et n'acceptant que ce
qu'il lui plaît ; c'est un second nous-mêmes,
qui par trop souvent nous commande et nous
inflige de pénibles privations ; il peut passer dans ces circonstances pour notre maître,
et une *individualité* moins dépendante de
nous que nous ne dépendons d'elle : en un
mot, on peut lui appliquer cette remarque
philosophique : *L'homme propose*, et l'es-
tomac dispose.

Chargé d'élaborer tous les sucs des ali-

ments qu'il reçoit, il ne peut subvenir à ce
laborieux travail qu'à la condition d'être aidé
par les autres organes auxquels ils les expé-
die, ainsi que du fournisseur qui est la raison,
qui ne doit point l'inonder de substances
dont le cours est suspendu dans certains
moments. Dans cet atelier de déballage il doit
y avoir plus de saletés que dans ceux qui
n'ont pas la même besogne : aussi les glaires,
les vers, les acides y abondent-ils à profusion, enivrent, enserrent, paralysent les
papilles qui sont les ouvriers actifs de ce laboratoire, et convient-il de temps à autres
de venir à leur secours pour les débarrasser
de ces immondices qui causeraient à tout
l'organisme (par la loi de solidarité de toutes
les molécules de notre être) une perturba-
tion générale. Les nerfs dont il est voisin et
abondamment tapissé se convulsent au contact de toute odeur, de tout acide ou suc qui
leur sont contraires : de là ces syncopes, ces
chaleurs fugaces, ces renvois, ces gaz, ces
pituites, ces idées noires, et mille et un désordres de ce genre qui mettent le malade
à deux doigts du cercueil, causes qui sont
peu étudiées, mal définies, et encore plus
mal traitées.

En premier lieu, nous pensons qu'il faut obéir à cet organe et ne jamais le contrarier; 2° ne jamais le charger d'aliments outre mesure; 3° étudier s'il n'est pas entravé dans ses fonctions par les *caves* intestinales dans lesquelles il dépose les débris de ses *succions*. Si ces *antres* sont eux-mêmes encombrés et indisposés, ils ne peuvent recevoir ce que leur supérieur leur envoie; de là naît une guerre d'extermination entre ces organes : dans ceux inférieurs le séjour des substances y engendre des gaz qui ne demandent qu'à évacuer par en haut ou par en bas; le haut, qui n'est point construit pour faire cet office, convulse son orifice : la porte, ainsi fermée, tient le loup dans la bergerie. Gare aux dégâts. L'étude de chaque organe, *estomac, intestins, foie, rate, vessie,* devient donc indispensable pour connaître la source du trouble, et de cette étude découle l'application des remèdes auxquels nous renvoyons, qui sont : *absinthe, armoise, anis, angélique, bourrache, cannelle, cassis, centaurée, chèvre feuille, chicorée, chenette, citron, estragon, genièvre, girofle, gruau, guimauve, laurier, lavande, magnésie, moutarde, muscade, rhubarbe,* etc.

Le magnétisme par l'application des mains, une sur le creux de l'estomac et par opposition l'autre sur le dos, calme presque instantanément dans les syncopes venteuses. Dans les digestions pénibles il dilate l'orifice de cet organe et facilite l'écoulement des aliments. Dans les pertes de connaissance par les convulsions de l'estomac, souffler à chaud la bouche appuyée sous le sein gauche, à travers la chemise, on ne tarde pas à rendre le malade à son état normal : trois ou quatre insufflations nous ont toujours suffi dans les cas les plus graves où les sels les plus puissants avaient échoué.

L'usage de l'eau magnétisée est très souverain dans les troubles de cet organe.

COEUR.

Les maladies de cet organe ne sont pas nombreuses fort heureusement, car elles sont presque toutes mortelles ; elles se manifestent assez ordinairement, et généralement par des battements, nommés *pulsations*, plus ou moins accélérés et sensibles : les vaisseaux qui traversent le cœur ne souffrent aucune gêne dans leurs fonctions, sans s'en plaindre brusquement par les sensations précitées. Nous indiquons seulement, pour le seul cas de pulsations enfantées par la contraction de ces vaisseaux ou de quelques veines secondaires, de voir *buglosse, lichen, coquelicot, moutarde,* etc.

Dans l'ignorance de l'ennemi que l'on va combattre, nous préférons l'attaquer par le magnétisme. Nous imposons les mains, une sur le siége du mal et l'autre à l'opposé, puis nous les descendons jusqu'aux cuisses avec une forte intention d'attirer le sang vers ces parties, quand nous supposons que c'est le sang qui est la cause du mal. Dans le cas de simple contraction des vaisseaux, l'imposition des mains, ou souffler à chaud de la manière précitée, suffit pour ramener le calme. On évitera les mouvements brusques et fatigants, les émotions de tous genres ; on ne fortifiera point le sang par des substances trop nourrissantes ; on n'absorbera point d'aliments trop chauds ; on se couchera le haut du corps élevé, et l'on mangera peu le soir.

FOIE.

Sur vingt maladies intestinales, il y en a au moins dix dans lesquelles le foie est attaqué. Parce que les troubles portés dans cet or-

gane ne sont pas dangereux, on y fait peu
attention; on se contente de dire : On vit
vingt ans avec le foie malade. Il serait plus
rationnel de dire : *On meurt vingt ans;* car
est-ce vivre que de souffrir? Combien de
troubles dont les causes échappent au médecin, et qui résident dans le foie? Ce viscère
ne contient-il pas, ne distille-t-il pas cette bile,
vie de notre *vie* matérielle, et bourreau de
notre existence entière? Lorsqu'elle se trouve
trop rare ou trop abondante, trop faible ou
trop forte, chaude ou brûlante, n'est-ce pas
l'acide nitrique du sang? n'est-ce pas la foudre des nerfs? Comment le foie ne serait-il
pas la première victime des mauvaises conditions de cette liqueur, aussi mortelle que
vivifiante? Oh! il existe plus d'un maniaque,
plus d'un suborneur, plus d'un criminel,
plus d'un tyran, plus d'un fou, qui ne sont
dans cet état que par celui de leur récipient
bilieux. Que de convulsions, de maladies
nerveuses, d'étisie, n'existeraient pas, si ce
savon du sang était un peu plus frais et doux!
Que de disputes, de haines, de vengeances
seraient anéanties par un calmant aussi
simple que la *petite centaurée!* elle aurait
plutôt raison de l'*irraisonnement* de certains

colériques que tous les raisonnements du monde : aussi conseillons-nous de voir *absinthe, centaurée, cerfeuil, chenette, oseille, fumeterre, chicorée, citron*, etc.

Le magnétisme s'emploie de la même manière que dans le précédent article, c'est-à-dire apposition des mains devant et derrière la partie malade, puis boire de l'eau magnétisée à jeun ; éviter les liqueurs et vins généreux , être sobre de l'action vénérienne, ne pas prendre du café noir.

RATE.

La rate, dont les fonctions ont tant embarrassé et embarrassent encore la science médicale, est pourtant un organe ou un *viscère* (comme on voudra nommer toutes les parties du corps que nous traitons) dont l'utilité mise en doute n'en peut laisser aucun sur certains troubles qu'elle porte dans l'organisme humain. Les deux causes premières qui dérangent ses fonctions, ainsi que celles de notre individu, sont : le sang dont elle se surcharge très facilement, ou l'air qu'elle n'absorbe pas moins subtilement. Lorsqu'elle est ainsi troublée, elle a une très grande action sur le moral ; elle porte à la tristesse, à la mélancolie, à une grande sensibilité et susceptibilité, troubles auxquels il est bon de remédier dans la crainte qu'ils ne prennent un trop grand empire sur la raison et ne lui soient fatales. (Voyez *coquelicot*, *patience*, *moutarde* et les *antiventeux*.)

Mêmes magnétisations que pour le foie.

Éviter les lectures tristes, la société des personnes astucieuses qui, par la compassion qu'elles sembleraient avoir pour vous, vous domineraient facilement.

INTESTINS.

Si nous désirions passer pour savant, nous prendrions un livre d'anatomie, nous grouperions des mots inintelligibles sur des mots non moins incompréhensibles pour la classe à laquelle nous nous adressons. En vue de mieux décrire cette vaste enceinte de notre première habitation, et celle de tout ce qui est utile à notre existence matérielle, nous visons à plus de simplicité et de vérité ; en même temps nous sommes peut-être le premier écrivain qui ait osé traiter une science sur laquelle les écoles ne lui ont donné aucune notion. Nous aurions été téméraire d'entrer dans ce sanctuaire de la médecine sans être *permissionné, diplomé*, si nous n'avions, pour nous excuser, notre envie non de bien dire, mais de bien faire, non d'être un savant, mais un simple ami contant à d'autres amis ce qu'il a vu, fait et pensé, engageant ces derniers à soumettre ce petit travail à qui de droit, avant de lui accorder le mérite que nous voudrions qu'il eût, celui de dire quelque chose d'utile et de consolant. Pauvre être que nous sommes, nous venons de naître à toutes les lumières que nous traitons, il nous est bien permis un peu d'enthousiasme ; nous n'avions jamais vu ni compris de si grandes choses dans la nature, nous sommes comme un enfant qui vient en instruire ses camarades, les conviant à le suivre, pour voir et juger de ces merveilles. Oui, nous restons dans notre simplicité, nous ne parlons pas le langage scientifique du vrai savant : nous savons peu de chose, nous le répétons; donc, pour nous, le *ventre* et non l'*abdomen*, est une vaste enceinte à fumier qui renferme des ruisseaux très sales qu'on nomme *intestins*, dans lesquels circulent, avec plus ou moins de facilité, de vitesse et de trouble, des résidus de matières plus ou moins bien préparées par l'estomac, plus ou moins fournies de sucs, plus ou moins solides ou liquides, *échauffées*, *échauffantes*, *colliquatives*, *spasmodiques*, etc., dégageant des liquides âcres ou doux, acides ou fades, corrosifs ou *savonneux*, etc. De ces liquides découlent des fluides gazeux plus ou moins purs, connus sous les noms de *vents, flatuosités*, etc., genre de trouble pour lequel nous avons fait un article spécial qui suit celui-ci et s'en trouve le complément.

Pour ce qui concerne les embarras des voies intestinales, de quelque nature qu'ils soient, *constipation* ou *diarrhée*, *atonie* ou *excitation*, *inflammation*, etc., nous prions de voir *aloès, avoine, belle-dame, centaurée, chenette, magnésie, séné, tilleul, violette.*

Le magnétisme a une grande puissance sur cet organe. En général, les mains sont posées sur les flancs, les deux pouces rapprochés du nombril, puis on les descend jusqu'aux genoux, etc. Nous ne pouvons pas trop recommander l'eau magnétisée. Ce que l'on désirera obtenir avec elle, surtout dans ce genre de maladie, qu'on le veuille avec *persévérance*, on l'obtiendra.

VENTS. — GAZ.

La nourriture que nous absorbons n'est pas seule nécessaire à notre existence; elle n'est à notre corps (dirons-nous) que la matière brute, qui ne peut être élaborée, disjointe, choisie et charriée dans tous les canaux de notre individu, que par ce grand agent, qu'on nomme *air*, et qu'il serait peut-être plus rationnel de nommer *vie!* Cet air n'est pas ce que le croient nos sens, une substance plus ou moins ténue et diaphane, douée d'une existence mécanique. Oh! non, cette gaze immense qui s'agite doucement à la la surface comme au centre de notre globe, étendant ses ondulations jusqu'à l'azur des cieux, où nos regards la perdent dans cette vaste coupole qui semble soutenue par elle; non, cet incommensurable voile qui aiguillonne les papilles externes de notre être à travers ses soyeuses et délicates mailles, n'est pas une masse inerte, ni privée d'intelligence: c'est un composé d'êtres atomiques dont les lois, les besoins, les usages sont réglés par celui qui a tout *prévu* et *fait.* Ce sont des myriades d'intelligences qui nous entourent, nous pénètrent, vivent avec *nous*, de *nous*, en *nous*, comme nous vivons avec *elles*, d'*elles* et en *elles*. Je ne fais pas ici de la métaphysique, ni du mysticisme : je parle *naturellement* de la nature. Oui, l'air est à l'impondérabilité de notre substance ce que notre nourriture est à notre *sac de peau*. Nous sommes pour lui une localité dans laquelle il *doit* et *veut* passer ou demeurer à son aise, selon ses besoins : il faut que les vastes portes par lesquelles il entre ne soient pas obstruées ni fermées à sa sortie, car il fera des efforts inouïs pour recouvrer sa liberté; il visitera tous les corridors de notre être pour trouver une issue, et s'il lui arrive d'entrer dans des impasses dont il ne pourra sortir, il y sera toujours d'un mauvais voisinage; il y portera mille et un troubles, connus sous le nom vulgaire de *vents*, cause, nous osons le dire, d'une grande partie de nos maladies que ne peut trouver le scalpel médical à l'autopsie du cadavre, et qui fait dire à la science : *néant* des NÉANTS, *abîme* des ABIMES, *maladie sans cause appréciable.*

Il n'est personne qui n'ait fait connaissance avec ces perturbateurs de notre économie animale. Chacun a pu observer et juger toute la puissance de ce trouble, mais peu de savants ont étudié toute la portée désorganisatrice d'un *vent* dans l'organisme humain. Un bon *pet* (qu'on nous passe l'expression) peut redonner la santé à tel individu, comme il peut *tuer* tel autre. On le trouve toujours mieux hors du logis que dedans. Il y a une immense étude à faire à cet égard, que nous laissons à la science. Disons ce que nous savons, et proposons ce que nous pouvons penser qui en débarrasse ou les annule.

Tous les êtres vivants respirent, à n'en pas douter. Respirer ou aspirer est synonyme. Aspirer, quoi ? L'air qui nous environne. Cet air, introduit (en apparence) en plus grande quantité par la bouche que par toutes les papilles du corps, sort par les mêmes ouvertures. Il fait son entrée dans ce labyrinthe dans un état quelconque, qui se trouve modifié par le contact des molécules qu'il rencontre sur son passage. Il suffit qu'introduit dans les bronches, il y rencontre des contractions, résultat du feu de quelques tubercules pulmonaires, ou, dans l'estomac, la présence de quelques aliments qui y séjournent depuis un temps quelconque , et y forment, par leur stagnation, des acides plus ou moins caustiques , pour que lui-même se trouve irrité de ce voisinage, s'échauffe, fermente et fasse une explosion inévitable.

On comprend facilement qu'une soupe à l'oseille, un ragoût épicé de girofle, etc., un verre de vin , une tasse de café , un verre d'eau-de-vie , fassent ensemble un mélange de leur arome particulier, qui, par leur diversité d'états, engendrera un autre arome qui, grandissant dans des proportions effrayantes , troublera généralement tout ce qu'il touchera. Les nerfs qui tapissent et composent l'estomac, étant des *individualités* différentes et toutes d'une sensibilité , d'une délicatesse incroyable, se trouvent agacés, irrités du contact de cet arome et d'une digestion ainsi mal préparée et exécutée, qui a vicié l'air dans lequel ils puisent leur existence la plus pure ; ils se convulsent alors , et, par cette contraction, ils ferment l'orifice de l'estomac; les aliments enfermés dans cette enceinte, ainsi que dans les intestins, n'étant plus raréfiés librement par le VA-ET-VIENT de cet air si nécessaire pour les aider dans leur nutrition, corrompent à leur tour l'air qui se trouve enfermé avec eux. De cette corruption et compression, en même temps naissent ces troubles sans causes connues, auxquels on donne le nom de *coliques*, de *spasmes, convulsions, névralgie, rhumatisme.* Oui, nous avons vu un *rhumatisme*, une *sciatique* disparaître dans un vent rendu sans aucun excitant. Telle gastrite sera guérie par l'assainissement de l'estomac tapissé de glaires, qui engendrent des *gaz*, et rien de plus. Telle présumée *goutte* disparaîtra sous un vésicatoire, quoiqu'on admette qu'elle est due à un vice du sang ou de l'estomac.

Tel maniaque, hypochondriaque, ou possédé, sera guéri radicalement en rendant un *vent*. Les annales médicales fourmillent de ces faits. Nous le répétons, que l'air, qui est si nécessaire à notre existence, ne trouve pas l'habitation qu'il visite sale, ni encombrée, il ne sera pas troublé et ne troublera pas. Que chacun étudie et agisse avec prudence, dirige avec sagesse ses appétits, tienne toujours les lieux où s'engendrent ces *foudres* libres et propres; que, pour cet effet, il voie ce qui les nettoie et calme : *moutarde, magnésie, mercuriale, anis, endive, eau sédative, éclaire, églantier, épinards, fumeterre, néflier, riz, safran, thym, tilleul, angélique, sauge, romarin, citron, menthe, lavande*, puis les remèdes indiqués dans l'article *Intestins*.

Qu'on ait recours aux cataplasmes et aux lavements, pour les personnes chez lesquelles ce dernier remède ne développe pas des *gaz*, ce qui serait ajouter du charbon au feu. (Voyez *Cataplasme*.)

Magnétisme. — Je ne connais rien de plus prompt que l'action magnétique dans les embarras venteux ; j'ai vu maintes fois faire rendre plus de soixante vents en dix minutes. Vous posez la main à plat sur le milieu de la poitrine, les doigts près du cou ; vous la laissez ainsi deux minutes, puis la descendez doucement un peu vers le sein gauche, et revenez vers le flanc droit jusqu'à l'aine.

Le souffle sur le creux de l'estomac (la bouche appuyée sur cet endroit) est aussi d'un grand secours.

Un demi-verre d'eau sucrée et magnétisée est du meilleur effet.

VOIES URINAIRES.

Les deux articles qui précèdent doivent naturellement fixer notre attention sur des parties qui avoisinent d'aussi près les organes qu'ils traitent. Les voies urinaires sont trop dépendantes de ces viscères pour ne pas être troublées de leurs troubles, et malades de leurs maladies, quoiqu'elles peuvent avoir en elles une autre cause de trouble; mais ordinairement ces causes ne proviennent que de quelque vice de construction de ces parties. Dans ces cas, la nature seule peut remédier à ses défauts; mais dans ceux dépendant des vices du sang, des viscères dont ils sont les récipients, et de l'abus de l'acte vénérien, il faut remonter à la source du mal et le combattre par des armes convenables. La gravelle provient d'une trop grande chaleur des reins, qui, elle-même, est alimentée fort souvent par une maladie intestinale. Il faut avoir recours aux plantes citées dans cet article, en se reportant également aux suivantes : *asperges, céleri, cerises, chiendent, fraisier, fèves de marais, lichen, lin, marrons, pariétaire, moutarde, patience, thé, tilleul, vigne.*

Dans les échauffements d'urine, la guérison des intestins les enlève tout de suite. Dans le cas contraire, les plantes que nous avons citées le font avec succès.

Dans les urines abondantes en glaires, le traitement de l'estomac est souvent celui qui convient le mieux.

Dans les rétentions d'urines, voyez (avant tout) *fèves, cerises, marrons, asperges*, puis les dernières plantes citées.

Dans les désordres vénériens, voyez l'article *Priapisme*.

Dans les grandes inflammations de ces parties, on fait usage de bains de siége ou de bains locaux, auxquels on joint des infusions de plantes toniques ou rafraîchissantes, selon le besoin.

Les substances rafraîchissantes sont : *fraisier, asperges, chiendent, pariétaire, laitue, son*, etc.; les fortifiantes sont : le *sel, sauge, romarin, thym, camphre, muguet, pavot, menthe, vin*, etc. On n'aura recours à ces dernières que dans un besoin impérieux. Les forces de ces organes ne sont pas aussi nécessaires que celles des bras, et servent fort souvent à causer plus de désordres que les quelques instants de douces sensations qu'elles procurent.

MATRICE.

*Descente, Flueurs blanches, Suppressions,
Ulcères, Priapisme.*

On ne saurait croire combien de femmes
ont des déviations de cet organe, qui ne s'ac-
cusent que par une pesanteur vers le bas-
ventre, d'un côté ou de l'autre, ou un feu
plus ou moins constant et vif dans l'utérus.
Selon l'approche des règles, ces déplace-
ments desquels les victimes ne se doutent
pas fort souvent, sont dus au moindre effort,
écart, fausse position, suites de couches, etc.
Dans les descentes bien accusées, on a recours aux *pessaires*, pour soutenir cet organe et faciliter les ligaments qui le suspen-
dent de reprendre un peu de force et moins
d'élasticité ; ces pessaires sont ordinairement
de matières dures, qui blessent plus qu'ils
n'apportent de soulagement : il y en a de
bois, d'ivoire, de caoutchouc ; ces derniers
sont les plus usités, mais ils présentent encore trop de résistance à ces parties si délicates, absorbent des mucosités et des fluides
desquels on ne les décharge pas facilement.
Il s'ensuit des échauffements affreux, engen_

drant de petites excoriations qui dégénèrent bientôt en ulcères. Pour se soulager d'une incommodité, on se procure une terrible maladie. Nous avons vu notre lucide proscrire ces instruments incommodes, et les remplacer avec un grand avantage par une éponge fine qui soutient aussi bien la matrice, est plus moelleuse, n'offense pas ces parties, et offre beaucoup plus d'élasticité ; cette éponge se nettoie avec une grande facilité, ayant le double avantage de pouvoir s'imbiber de certaines infusions qui adoucissent le feu de ces parties, fortifient l'orifice de la matrice et de l'utérus, et sont absorbées par les ligaments qui y puisent une force dont ils sont privés; ces infusions facilitent les ligaments à se raccourcir, et quelquefois procurent la guérison. N'obtiendrait-on que du soulagement, il est bien préférable à celui qu'offrent les pessaires.

Voici deux infusions qui ont réussi très souvent :

1° *Fumeterre, roses rouges, cerfeuil, pas-d'âne.* Une pincée de chacune pour un verre d'eau ; en imbiber l'éponge, et la mettre surtout la nuit, où elle est plus facile à garder.

2° *Pas-d'alouette, verveine, petite sauge,*

cerfeuil, une pincée de chacune des trois premières, et cinq ou six feuilles de la dernière seulement pour un verre d'eau; on en imbibera l'éponge et l'on boira une infusion de *fumeterre* à jeun. Cette plante a la vertu de détruire des petits vers qui s'engendrent des mucosités séjournant dans les replis de l'orifice de cet organe. (Voy. aussi, pour injections, *noix de galle*, *noyer*, *chiendent*, *ronce*.)

Surtout de la propreté.

Le magnétisme est puissant dans ce cas. On pose les mains sur le haut des flancs, en entourant les reins de ses doigts, de manière qu'ils se touchent près de l'épine dorsale. Après un séjour de cinq minutes, on les descend doucement en les ramenant vers le ventre jusqu'aux aines, non en pensant attirer quelque chose, au contraire, en désirant fortifier les deux grands ligaments qui l'attachent vers les reins. On se figure les imbiber de fluide, et les faire remonter vers leur point de départ.

On se couchera toujours les épaules plus bas que les reins, on ne lèvera rien de lourd; on évitera les fausses positions et de trop étendre les bras. Au premier enfant qu'on aura, on avertira le médecin, qui pourra facilement la remettre en place.

On se lavera avec de l'eau magnétisée.

FLUEURS BLANCHES.

Cet écoulement, si commun chez les femmes et surtout chez les jeunes filles, est dû à plusieurs causes, dont la *première* et *principale* est un mauvais état de l'estomac; la deuxième dépend de la pauvreté du sang; la troisième d'une menstruation mal réglée; la quatrième de l'abus du plaisir vénérien, pris isolément ou naturellement. Pour la première cause, voyez les plantes enseignées à l'article *Estomac.* Pour la deuxième, fortifiez le sang par des substances appropriées et un exercice au grand air. Pour la troisième, voyez *Suppression.* Pour la quatrième, soyez sobre et modérez vos désirs. (Voy. *Priapisme.*)

Nous avons toujours vu un bon effet de l'emploi de *camomille, céleri, millefeuille, orties*, dans les écoulements abondants.

Eau magnétisée à jeun.

SUPPRESSION DES RÈGLES.

Les causes de suppression sont trop nombreuses, trop accidentelles et trop peu générales pour s'arrêter à les énumérer. La suppression existant, il faut chercher le moyen de rétablir le cours du sang par des stimulants appropriés à cet accident. Nous considérons comme suppression la non-menstruation chez les jeunes filles, comme l'âge critique chez les femmes. Un sang appelé à un cours régulier, qui se trouve paralysé dans sa marche, n'importe en quel temps ou par quelle cause, a besoin de secours. C'est pourquoi, nous renvoyons à *acier*, *armoise*, *coquelicot*, *ortie*, *safran*, *tamarin*, *rue*, *sauge*, etc. Nous ne connaissons aucune plante qui, dans ces cas, puisse le disputer au magnétisme ; nous pouvons assurer n'avoir jamais échoué quand nous avons eu l'occasion de combattre cette stagnation du sang, et nous croyons que tous les magnétiseurs peuvent en dire autant. Nous n'avons jamais magnétisé une femme bien réglée sans obtenir une huitaine de jours d'avance sur la menstruation ultérieure ; nous avons toujours entendu citer des faits semblables par tous nos collègues. Il ne s'agit que de poser les mains sur les flancs et les descendre doucement, en suivant les côtés jusqu'aux aines sur lesquelles on s'arrête un moment, puis continuer jusqu'aux genoux, ayant l'intention bien prononcée d'ouvrir un passage à cet écoulement si nécessaire à la santé de la femme. Il arrive fort souvent que la suppression est due à un sang épais, échauffé, coagulé ; il faut avoir recours à l'usage soutenu de l'eau magnétisée. Nous regardons la guérison des suppressions par le magnétisme comme un fait mathématique : ne fût-il propre qu'à ce genre de cure, il devrait avoir une place honorable parmi les remèdes les plus en renom de nos jours. Dans l'âge critique, il aide au sang à reparaître de temps à autre et à prendre un cours qui n'incommode plus la personne chez laquelle il est entravé. C'est surtout dans ces cas que nous recommandons l'eau magnétisée, bue à discrétion, et le magnétisme des épaules aux pieds.

ULCÈRES.

Si beaucoup de femmes, comme nous

l'avons dit, sont blessées par des descentes, un nombre non moins grand est victime d'ulcères dans la matrice et le vagin. Les causes nombreuses et fréquentes de ces ulcérations sont difficiles à connaître ; les plus ordinaires sont : 1° un déchirement de l'utérus dans le travail de l'enfantement; 2° l'introduction de corps durs et malsains ; 3° défaut de propreté ; 4° chaleur des urines.

Le vagin et l'utérus sont plus souvent affectés d'ulcères que la matrice proprement dite. Cet organe ne l'est ordinairement qu'à son col : 1° par le frottement qu'il exerce sur l'utérus dans la descente; 2° par l'âcreté du sang qu'il contient dans la menstruation ; 3° par une maladie vénérienne.

Dans le premier cas, *déchirement de l'utérus*. Si le sang est pur, et la propreté usitée, l'ulcère offre peu de danger; avec quelques injections d'eau fraîche ou saturée de quelques gouttes d'eau-de-vie camphrée, il se fermera bientôt.

Dans le deuxième cas, *l'introduction de corps durs et malsains* produisant un écoulement putride, la propreté est le premier secours à apporter, puis on cessera toute action vénérienne, et l'on prendra des injections avec une dissolution de couperose : une *très faible* prise pour un verre d'eau tiède ; on aura soin de garantir le linge du contact de cette eau, qui le couvrirait de rouille. Nous avons vu des cicatrisations promptes et merveilleuses par son emploi, qui est préférable à toutes les cautérisations usitées en pareille circonstance.

Dans le troisième cas, *défaut de propreté,* on y remédie par où l'on a péché. Le quatrième cas est lié à ce dernier. L'urine, échauffée par une cause qui lui est propre, irrite et brûle dans son passage les grandes lèvres ; si la malpropreté vient s'y joindre, elles se trouvent couvertes de petits chancres qui dégénèrent bientôt en ulcères très dangereux. Dans ce cas, on aura recours aux lotions d'eau fraîche ; on peut y faire dissoudre une légère prise d'alun de roche ou quelques gouttes d'ammoniaque liquide. Les hommes ne sont pas moins sujets que les femmes à ces petits chancres. Le remède est le même.

Si ces désordres sont causés par les urines ou les règles, il faut avoir recours aux rafraîchissants : *chiendent, orge, fraisier, cerise,* etc. (Voy. l'article *Voies urinaires.*)

Si ces ulcères sont dus à quelques maux vénériens, voir *patience*, *salsepareille*, *lin*, *orge*, *chiendent*, et les plantes auxquelles renvoie l'article précédent.

Lorsque c'est la matrice qui est ulcérée, on conseillera l'injection précitée, ainsi que les infusions rafraîchissantes, si la cause provient de la chaleur du sang.

PRIAPISME.

Fureur utérine, *Masturbation*, *Pollutions nocturnes*, *Incubes et Succubes*.

Tels sont les différents noms donnés à des besoins désordonnés des organes génitaux :

1° C'est un faible enfant dont ces organes, loin d'être formés, sont à peine visibles, qui y éprouve un feu, une agitation, desquels il peut moins se rendre compte que de grandes personnes, qui, faute de les avoir étudiés, méprisent les malheureux qui sont victimes de ces désordres et leur jettent la pierre. L'enfant porte la main vers le lieu qui demande son secours, pour être touché, gratté, apaisé, ce qui arrive après certains frottements, qu'il ne peut pas plus s'empêcher d'opérer que le galeux qui se frotte le corps continuellement contre tout ce qu'il lui semble agréable de toucher.

2° Plus tard, c'est l'âge adulte qui joint à ces besoins ceux du cœur. La nature commande, il lui est doux d'obéir.

3° Vient l'âge viril dans lequel cette agitation prend un développement quelquefois effrayant : de là naissent ces passions lubriques, la honte de notre espèce, si elles n'avaient une excuse dans les maladies qui les engendrent. Le mal existe : une fois bien caractérisé, il nous importe de le guérir, ou au moins le diminuer; mais, pour le faire avec quelque succès, il faut en étudier la source. Elle peut provenir : *A.* D'un sang vénérien transmis en héritage aux enfants chez lesquels il couve en attendant une circonstance ou un contact qui le feront éclore; comme il peut être très bien à l'état d'éclosion, dès en naissant, sans aucun commerce vénérien. *B.* De la faiblesse des organes génitaux, du relâchement des vaisseaux spermatiques, d'où découle une perte continuelle et imperceptible de semence qui échauffe les parties qu'elle touche et les invite à l'acte vénérien. Cette même perte engendre des rêves luxurieux, lascifs, dans lesquels l'âme lie commerce avec des êtres imaginaires, *dit-on*, connus sous les noms de *succubes* et d'*incubes*, qui satisfont aux besoins de ces organes par des complaisances qu'on ne saurait obtenir des êtres matériels. La question ici n'est pas de savoir si cela est exact : il suffit que l'action ait lieu pour en combattre les résultats. *C.* La chaleur des intestins, causée par une bile trop forte, réagit sur ces organes qui les avoisinent, et peut encore occasionner ces désordres.

4° Le trop d'électricité qui stimule les nerfs peut aussi, quoique dans un sens opposé à leur faiblesse, opérer les mêmes troubles.

5° La malpropreté, le défaut de soins de ces parties qui en ont tant besoin, est une cause bien caractérisée de leur agitation.

6° Les flueurs blanches, les suites, ou prémices des règles, humectent ces parties d'une humeur très chaude et mordante, qui doit naturellement les troubler.

7° Une cause, que nous avons reconnue par le secours du somnambulisme, est la présence, dans ces parties, de petits vers qui semblent être égarés ou échappés d'autres organes dans lesquels ils étaient logés, et où

ils trouvaient à satisfaire à leurs besoins,
quand dans ceux-ci ils y souffrent, y sont
agités et font souffrir ceux qui ne se doutent
pas être esclaves de si petits animalcules.

8º Il existe aussi des causes morales qui
disposent à ces troubles, causes enfantées
par les milieux dans lesquels on vit, les
lectures, les tableaux, les conversations,
qu'on se plaît à faire voir ou entendre. A
toutes ces causes, qui ne sont que les plus
saisissables, nous allons proposer quelques
remèdes.

Dans le premier cas, si le sang est vicié
dès en naissant, ou l'a été depuis par l'acte
vénérien, il faut avoir recours avec persévérance à des dépuratifs, et ne pas croire
qu'on peut, en quelques jours seulement,
débarrasser le sang de ce vice. Tel remède guérit en peu de jours, dit-on; nous
répéterons que ce remède répercute le mal
au dedans, qui, tôt ou tard, sera bien plus
difficile à combattre qu'il ne l'eût été à sa
naissance, avec quelques soins et un peu
de persévérance. Voyez *patience, salsepareille, fumeterre, chicorée, saponaire,
grande consoude, buglosse, cresson, lin*;
puis, les plantes rafraîchissantes, tout ce qui

dépouille le sang de ses humeurs, le rafraîchit. Mais les plantes précitées ne sont pas
d'une nature dite *froide*, comme passent
pour l'être le *chiendent*, le *fraisier*, l'*orge*, le
citron, le *son*, etc.

Dans le deuxième cas, *faiblesse des organes
génitaux*, on prescrira les fortifiants, qui sont :
sauge, *romarin*, *thym*, *menthe*, *cannelle*,
café, *camomille*, *céleri*, *chanvre*, *coquelicot*.
Ces plantes sont d'un meilleur effet en infusion pour bains locaux, que prises intérieurement, vu qu'en voulant tonifier un organe
on pourrait échauffer ceux qu'elles traver-
seraient pour y arriver. Il est bon d'essayer
de l'un et de l'autre avec modération.

Pour le troisième cas, *chaleur des intestins*, on emploie les plantes citées dans cet
article.

Dans le quatrième cas, *trop d'électricité*,
on prend de grands bains presque froids; on
ne fera pas usage de boissons spiritueuses; au
contraire, on recherchera les boissons acidu-
lées, comme les limonades. Pour ceux qui connaissent le magnétisme, c'est le moment fa-
vorable de se décharger du trop de ce feu
vivifiant sur celui qui en manque. L'équilibre
des deux corps s'établira avec succès, et tous

les deux s'en trouveront bien. On étudiera aussi si cet excès de chaleur ne provient pas d'une nourriture trop forte ou d'une bile trop chaude. Dans le premier cas, on modérera son appétit; dans le deuxième, on conseillera les plantes appropriées à en modérer l'ardeur. (*Voy.* les articles *Foie* et *Intestins.*)

Dans le cinquième cas, *malpropreté.* Un peu d'eau fraîche ne doit point effrayer notre organisme. Le porc recherche le fumier; l'homme n'est pas de la même famille : c'est dire qu'il ne peut être homme qu'à la condition de ne point l'imiter.

Dans le sixième cas, *flueurs blanches.* (*Voir* l'article qui traite de cette maladie.)

Dans le septième cas, *le voisinage de vers dans les organes.* (Voy. l'article *Vers.*)

Dans le huitième cas, découlant des milieux dans lesquels on vit, c'est là que nous arrêterons un moment l'attention du lecteur. Notre intention n'est pas de mettre en doute que les besoins vénériens sont une des plus puissantes lois de la nature; au contraire, nous reconnaissons leur nécessité d'être, puisque nous ne sommes nous-mêmes que par eux : mais de la nécessité sage à la nécessité illimitée, déréglée, il y a un abîme affreux qui renferme trop de douleurs, de larmes, de troubles, de maux de toutes espèces, pour ne pas chercher à poser une barrière à ces désordres; barrière que nous pouvons leur élever par des raisonnements forts et les secours de la médecine. Nous commencerons par demander si cette sévérité de pudeur exigée par des parents, fort souvent impudiques eux-mêmes, qui en ont placé le cachet honteux dans le sang de leurs enfants, ne serait pas mieux entendue s'ils savaient diriger leur jeunesse avec un peu moins de retenue, et traitaient en temps opportun avec eux ces questions qu'il est utile qu'ils connaissent?

Cette école *paternelle* préviendrait les désordres qui découlent de celle des gravures obscènes, des livres empoisonnés de citations qui enflamment les sens de ceux qui les lisent; des conversations sans pudeur des ateliers, des maisons de prostitution, cloaques de délires de toutes espèces, où l'homme va disputer à l'animal sa bestialité.

Eh! mon Dieu, nous sentons que si les yeux de la jeunesse étaient un peu plus ha-

bitués à voir, comme à Athènes, et leurs
oreilles à entendre des choses très natu-
relles dont on leur fait des mystères, ce
qui aiguise leur désir de les connaître ; nous
sentons, dis-je, que, si le père et la mère
savaient les premiers mériter les confi-
dences de ces jeunes cœurs, dévorés par des
appétits qu'ils satisfont en cachette, si fa-
ciles de calmer par un régime et des conseils sages, que notre pauvre espèce ne serait pas menacée de disparaître du globe
comme de malheureux crétins noyés dans
la putréfaction de leurs débauches ; alors la
mère sage et prévoyante dirigerait le cœur
de sa fille ; le père de même dirigerait celui
de son fils ; tous les deux veilleraient à combattre en même temps les troubles du
corps aussi bien que ceux de l'âme. A cet
effet, nous conseillons, dans les grandes agitations des parties génitales, dans les pollutions nocturnes, qui détruisent la vie du système nerveux, en même temps que celle
de tout l'organisme, d'avoir recours au régime suivant : *racine de fraisier*, gros
et long comme le petit doigt pour un litre
d'eau ; d'y joindre une pincée de queues de
cerises, une cuillerée à bouche de graine de

lin : le tout bouilli dix minutes ; on en prendra un verre à jeun, et un second une heure avant le dernier repas.

On mettra, le soir, sur la verge ou le clitoris, deux cataplasmes par semaine, ainsi composés : faire cuire un oignon de LIS dans du saindoux à très petit feu, puis, au moment de l'appliquer, délayer dedans un jaune d'œuf bien frais, le mettre entre deux linges aussi chaud et le garder aussi longtemps que possible ; on prendra deux bains de siége par semaine, d'une heure chacun, si faire se peut ; on y ajoutera deux livres de sel de cuisine ; on ne prendra pas ces bains le jour de l'application des cataplasmes ; on suivra ce régime avec exactitude, jusqu'à guérison ou soulagement. Il est entendu que ce régime est seulement applicable aux constitutions faibles, car sur dix cas de ces maladies (hors celles issues d'un virus vénérien), il y en a sept engendrées par la faiblesse de ces organes qui en cause l'agitation.

Les bains locaux de propreté, légèrement alcoolisés de quelques gouttes d'eau-de-vie camphrée, sont très rafraîchissants et calmants ; ils conviennent aux femmes échauffées par la menstruation. L'eau magnétisée est aussi d'un grand secours tant extérieurement qu'intérieurement.

Dans les échauffements simples, on graissera ces parties avec un peu de pommade de concombre ou camphrée.

Dans les inflammations du gland ou des grandes lèvres, les lotionner à l'eau de *graine de lin, son, laitue, pariétaire*, sera très utile. Ces deux dernières sont froides ; les deux premières sont adoucissantes, et conviennent mieux où il y a commencement d'ulcération.

Sagesse, prudence et propreté sont une trinité morale qui vaut tous les remèdes du monde en pareil cas.

Quelle que soit la manière de voir de tous ceux qui liront cet ouvrage, qu'ils blâment un peu moins les victimes de ces cruelles maladies et les plaignent un peu plus. Ne prodiguons pas l'outrage à cette pauvre fille dont l'œil ardent cherche le plaisir, et dont les joues colorées par la pudeur le réprouvent ; c'est un brasier qui la dévore, c'est une honte qui la tue ; c'est la prostituée de par le vice, c'est la vierge de par la douleur.

HÉMORRHOÏDES.

Ce mal, qui est plutôt une incommodité

qu'une maladie, est une nécessité chez quelques personnes, comme le flux menstruel chez les femmes ; il est plus gênant qu'il n'est dangereux : il serait peut-être nuisible de s'en guérir dans certaines circonstances. Il existe mille et un remèdes pour ce genre de maladies ; ne les ayant pas étudiés, nous ne recommandons que ceux dont nous connaissons les effets, qui sont : *orpin*, *persil*, *pervenche*, *moutarde*. Nous conseillons également l'étude des fonctions intestinales, et de consulter l'article *Intestins*.

VERS.

On se sert ordinairement de ce nom pour désigner une des espèces des animaux et animalcules qui fourmillent dans ce beau sac de peau satinée, dont les papilles les plus veloutées ne sont elles-mêmes que des habitations *composées* et fréquentées par des myriades d'atomes *vivants* qui forment notre individualité matérielle. Notre intention n'est pas de faire ici une description *atomique* des molécules de notre corps ; nous dirons seulement que, de la racine au bout d'un de nos cheveux, il y a des milliers d'existences qui ne se doutent pas plus que nous ce qu'elles sont, ce qu'elles concourent à faire, comment de leur activité découle la nôtre, et de leur repos apparent nos troubles locaux, qui réagissent à leur tour sur toute la machine. Il nous suffit de savoir que ces animalcules ont parmi eux des monstres qu'on nomme *tænia, lombric, helminthe, ascaride,* et bien d'autres sans nom, dont le voisinage et les armes meurtrières sont si dangereuses pour nous, que nous devons chercher par tous les moyens possibles à nous en débarrasser : c'est pourquoi nous renvoyons à *aloès, absinthe, angélique, caille-lait, camomille, camphre, centaurée, citron, fraxinelle, muscade, moutarde, ail, persicaire, sarriette, thym,* etc. On peut également se lotionner les endroits dévorés par les démangeaisons, avec les infusions de ces plantes, car fort souvent ces irritations sont causées par ces animalcules.

ÉCROUELLES.

*Scrofules, Engorgements sanguins,
Dépôts, etc.*

Il n'y a point d'engorgements, de dépôts,

ni d'écrouelles sans causes. Ces dernières sont dues à un vice du sang qu'il faut épurer et rafraîchir. Les dépôts sont dus à la même cause fort souvent, mais aussi ils peuvent provenir de suites d'accidents mal soignés. Les engorgements ont trop de causes pour en citer une plus qu'une autre. Si le sang est arrêté, il faut, avant tout, lui rendre son cours; s'il est échauffé par des humeurs, on doit s'en débarrasser. Nous ne croyons pouvoir mieux proposer pour cet effet que : *bardane, buglosse, camphre, carotte, centaurée, citron, cresson, concombre, ronce, élixir anti-glaireux, patience, salsepareille, saponaire, valériane*, etc.

C'est au malade à étudier son état, puis à recourir aux spécialités des plantes citées, pour apprécier celle qui lui convient le mieux. Cette étude a son prix : elle soutient l'énergie morale du malade, stimule ses besoins de connaître, et lui rappelle cette voix instinctive, étouffée chez lui par celle de la science, voix qui, chez les animaux, est leur meilleur médecin. Si cette voix était plus consultée et moins dédaignée, que de maux greffés sur d'autres maux par l'emploi de mauvais remèdes seraient évités. Nos organes sont des *êtres vivants* qui savent mieux qu'un tiers ce qui leur est utile dans leurs troubles ; nous n'avons qu'à les consulter, leur proposer tel ou tel remède, nous ne tarderons pas à connaître celui qui leur convient le mieux, par un certain désir de le prendre, désir qui est le langage occulte de ces organes avec notre âme. L'intuition somnambulique n'est pas autre chose : c'est l'attraction et la répulsion de Newton, c'est la sympathie et l'antipathie des êtres entre eux.

Nous ajouterons que le magnétisme peut être employé avec succès dans tous ces cas. L'imposition des mains sur les maux locaux calme les parties qui en sont affectées en les déchargeant de la chaleur qui les dévore, et les passes à grands courants rétablissent facilement la circulation du sang.

RHUMATISMES. — GOUTTE.

Dans ces douloureuses maladies, nous avons plus de soulagement à offrir que de guérison à espérer ; car qui dit son rhumatisme guéri devrait plutôt dire : *il dort* jusqu'à nouvel ordre. Cependant le magnétisme est un des plus puissants remèdes que nous ayons vus réussir ; mais nous osons à peine le conseiller, car celui qui veut guérir la goutte ou les rhumatismes s'expose, sans les ôter du sac à douleur où ils sont, à les loger dans le sien. Beaucoup de magnétiseurs ont cru et croient encore être à l'abri de ces transmissions de certaines maladies : nous ne partageons pas leur avis ; nous n'aimons pas jouer impunément avec ce que nous ne connaissons pas : mal nous en a pris, et nous avons reconnu trop tard qu'en de tels cas *charité bien ordonnée doit commencer par soi-même.* Nous ne conseillons que le magnétisme intermédiaire, par l'application d'étoffes laineuses sur les parties souffrantes, après avoir été préalablement bien magnétisées dans l'intention de calmer. (Voy. aussi *buglosse, carotte, laurier-amande, muscade.*)

PARALYSIE GÉNÉRALE OU LOCALE.

Les paralysies sont généralement un épuisement de la vie dans une partie quelconque du corps, ou une cessation momentanée occasionnée par un embarras de quelque nature inconnue qui se trouve avoir son siége dans un nerf moteur, un vaisseau sanguin ou un tendon. Dans ces deux cas, ou ne peut redonner la vie ou l'activité qu'en ayant recours aux deux seuls réservoirs les plus connus, qui sont : l'électricité et le magnétisme. Ce sont deux agents stimulants de premier ordre, non pas qu'ils créent ou qu'ils disposent de la vie à leur gré : ils ne sont eux-mêmes que des récipients actifs où elle se divise, s'élabore, se manifeste et communique avec plus ou moins de puissance. Nous connaissons des guérisons merveilleuses de paralysies générales et locales, ainsi que d'hydropisies, obtenues par notre honorable ami le docteur galvaniste Andraud (1). Ce studieux et savant praticien, que la reconnaissance nous engage à citer plus qu'un autre, doit ses belles cures à une étude et à une pratique de trente années, pendant lesquelles il a appris à connaître les siéges, les phases et les degrés de ces tristes maladies qu'on pourrait nommer *maladies de la mort*, puisqu'elles ne représentent plus à nos yeux que des âmes ensevelies dans des cercueils de peau. Oui, nous le disons sin-

(1) Rue du faubourg Montmartre, 10.

cèrement, nous ne voyons que l'électricité
et le magnétisme qui puissent racheter
l'homme de ce triste état ; l'électricité pra-
tiquée par des hommes compétents, et le
magnétisme par des cœurs dévoués, car ces
cures peuvent être longues, comme il arrive
aussi qu'elles sont bien merveilleuses ; tous
les stimulants médicinaux ne valent pas ces
deux-là. C'est donc à eux qu'il faut s'adresser, ainsi qu'à Dieu, qui en est l'unique, le
vaste et le primordial dispensateur, et le prier
de toucher d'une de ses étincelles divines le
corps ou le membre engourdi, pour le réveiller à la vie.

BLESSURES. — COUPS. — ÉCORCHURES. — FOULURES.

Les causes de ces troubles sont expliquées
dans leur nom ; aussi n'avons-nous qu'à ren-
voyer à *acier*, *arnica*, *morelle*, *pâquerettes*,
eau-de-vie camphrée, *verveine*, *vulnéraire*,
ainsi que le magnétisme local ou à grands
courants.

MAUX D'AVENTURE.

(Voy. les dépuratifs des articles *Voies uri-*

naires, *Écrouelles*, ainsi que *oignon blanc*, *orpin*, *bains locaux*, ou lotions à l'eau magnétisée tiède.)

BRULURES.

(Voy. *noyer* et *orpin*.)
Le magnétisme en arrête les progrès.

COUPURES.

(Voy. *angélique*.) Ce qui est au-dessus de tout remède connu du règne végétal, comme *baume*, *lis* ou *orpin*, etc., c'est la *couperose blanche*, appelée anciennement *poudre de sympathie*. Nous avons fait l'expérience de l'efficacité de cette poudre vingt fois sur nous-même, ayant une profession dans laquelle des outils très friands et distraits s'égaraient dans nos chairs plus souvent que nous ne le désirions. Nous n'avons jamais été plus de vingt-quatre heures sans voir cicatriser nos plaies, si profondes qu'elles fussent; nous avons essayé cette poudre sur un grand nombre de personnes blessées, et nous avons toujours obtenu le même résultat. Nous avons moins été à même d'essayer sa puissance à distance, comme l'on assure qu'elle en possède une ; nous citons ce que nous avons vu. Nous prenons de la couperose commune, sans préparation aucune, nous en mettons une légère prise dans un demi-verre d'eau; lorsqu'elle est fondue, nous y trempons une petite compresse de linge que nous appliquons sur la coupure ; nous ne décollons pas cette compresse pour la réimbiber de nouveau ; nous versons seulement, toutes les deux heures, quelques gouttes de cette eau bienfaisante dessus : elle enlève en quelques instants le feu qui s'y manifeste, et cicatrise très promptement la plaie.

L'eau magnétisée égale presque l'eau de couperose.

INSOMNIE.

Il est souvent très pénible pour certaines âmes, après avoir passé douze heures à plaindre nos sottises humaines, de ne pouvoir fermer les yeux, et regarder douze autres heures dans le monde des songes pour y oublier le nôtre. L'insomnie n'est pas une maladie spéciale, c'est une dépendance du corps et de l'âme envers tous leurs organes, c'est l'esclavage du roi de la terre devant la course furibonde d'une goutte plus ou moins active de sang, d'une agitation nerveuse qu'enfante telle étoile qui se lève, tel quartier de la lune, etc.; ce sont quelques gaz qui s'enflamment dans les intestins ou l'estomac; c'est tel dépôt ou furoncule qui mûrit à son aise; c'est une pensée qui se promène sur le nerf optique à l'heure où toutes les autres se reposent. Que sais-je? c'est moins que cela, une puce, une punaise, un grain de sable, une barbe de plume, oui, cela suffit pour causer une insomnie au roi de la création, qui, quoique accidentelle, peut devenir permanente. Que faire à cela? Tenir les yeux prêts à se fermer, et se taire, diront quelques personnes. Nous serons plus généreux, en proposant de voir *camphre*, *chanvre*, *oranger*, *tilleul*, *pavot*, *coquelicot*, et de consulter les articles *Intestins*, *Estomac* et *Voies urinaires*.

On fera magnétiser le bonnet de nuit, ainsi que le lit, à l'occasion, et toutes les boissons qu'on est susceptible de prendre le soir.

MALADIES NERVEUSES

Définies sous les noms d'*hystérie*, *épilepsie*, *tétanos*, *vertiges*, *délire*, *hypochondrie*, *mélancolie*, *hallucinations*, *somnambulisme*, *catalepsie*, *extase*, *névralgie*, *crampes*, *tremblements*, *convulsions*, *paralysie*, *fièvres nerveuses*, *nostalgie*, *antipathies*, *idées fixes*, etc.

Toutes ces maladies ont été ainsi nommées par le besoin qu'a ressenti la science d'appeler l'attention des praticiens sur tel ordre de phénomènes plus que sur tel autre; mais malheureusement dans toutes le siége du mal n'est pas le même, et la cause physique échappe souvent au scalpel, ce qui a fait classer ces maladies en deux catégories, les unes pouvant simplement provenir de *causes morales*, et les autres de *causes physiques*. C'est sous ces deux points de vue que nous allons les étudier.

Causes morales. — A ce mot *moral* on sent qu'il est ici question d'une organisation non physique et non pondérable à nos sens. Cette organisation, qui a ses lois à part, n'en vit pas moins dans une étroite communauté d'action avec notre organisation physique. Elle commande par la pensée qui est sa nature, et la deuxième exécute par le corps matériel qui est également la sienne : l'une et l'autre ne peuvent ressentir le moindre trouble, sans qu'il soit partagé dans une communauté la plus sympathique : le moral représente l'âme; il ne vit et ne sent que par la pensée ; lorsqu'il est troublé, c'est que les pensées qui sont son unique domaine se trouvent être troublées elles-mêmes. La solidarité et la sympathie sont tellement grandes et nécessaires entre lui et ses pensées, que si une seule vient à être dans un état anormal, elle fait partager cet état à toutes ses sœurs et à tout l'être en général. Ainsi, qu'une pensée s'égare de sa route et reste en permanence dans un lieu qui ne lui est pas assigné comme siége, elle troublera tout l'ensemble moral et physique de notre être par la solidarité des deux organisations unies, et mettra l'homme dans des états qu'on nomme *idée fixe, folie* ou *hallucination*. Il ne suffit fort souvent, pour opérer une telle désorganisation au moral, que la simple connaissance d'une heureuse ou malheureuse nouvelle, la vue d'un objet antipathique, une peur, une passion puissante, un désir violent, une ambition forte, etc. L'idée mère, qui a engendré ces besoins du corps, se fixe naturellement en souveraine, qui tyrannise toutes celles qui lui font opposition et veulent rétablir une meilleure entente entre elles; de là naît ce qu'on nomme quelquefois injustement *obsession étrangère*, et tous les désordres qui s'ensuivent : mais pour qu'il en fût ainsi, nous dira-t-on, il faudrait que les pensées fussent des êtres vivants, ayant une forme et un corps quelconque. Nous répondrons que c'est comme cela que nous l'entendons, que c'est ainsi que nous l'avons vu de nos yeux, et senti de nos sens spirituels; que c'est ainsi que nous l'avons fait voir à une grande quantité de personnes, dont les visions sont relatées dans notre *sanctuaire du spiritualisme*. Et c'est parce qu'en physique même on ne peut admettre de sensation possible sur un corps organisé sans attouchement d'un autre corps, il nous est resté prouvé que les sensations procurées par les pensées, étant parfois beaucoup plus pénibles et plus sensibles que les sensations matérielles, doivent être soumises à la même loi. Si elles n'étaient pas des corps d'une substance quelconque touchant une substance de leur nature qui, par un mariage contigu, arrive ainsi à la sensation dite *matérielle*, nous ne sentirions aucune émotion à la nouvelle de la perte d'un des nôtres, de notre fortune ou de notre honneur. La douleur que nous éprouvons, les larmes que nous répandons, l'agitation qui nous domine, nous prouvent que toute notre machine a été mise en mouvement par un levier occulte qu'on ne peut nier, quoique invisible à nos yeux, et nous dirons, avec le physicien : *Il n'y a pas de sensation possible sans attouchement.* Ainsi, pour nous, les pensées sont bien des êtres vivants, comme nous l'a révélé l'esprit Emmanuel Swedenborg dans nos *Arcanes de la vie future dévoilés ;* elles sont des individualités dépendantes les unes des autres, et pouvant dans certains cas devenir indépendantes chacune comme un seigneur qui s'affranchit de la domination de son monarque. Le monarque de ces êtres est notre *âme,* et lorsqu'il y a trouble chez eux, l'âme se trouve comme le monarque dont les sujets sont révoltés contre son autorité, et n'en a plus pour leur commander. Si les pensées sont des corps substantiels , comme nous avons essayé de le démontrer, elles sont donc susceptibles de compression et de dilatation (pour parler un langage compréhensible); par conséquent il leur faut un certain espace pour exécuter leurs mouvements , et ces mouvements ne peuvent s'opérer que dans certains siéges qui leur sont appropriés, qui, nous le croyons, sont les nerfs et le sang. Dans le dernier elles y séjournent à l'état de fœtus, dirons-nous, et dans le premier à l'état de vie et d'activité : elles paraissent de là se rendre à deux lieux principaux que l'on croit être le cœur et le cerveau. C'est dans ces organes où elles manifestent leur puissance et viennent déposer toute leur objectivité et tout leur amour pour la cause commune ; elles sont charriées vers ces lieux par le sang et les fluides *dits pondérables* et *impondérables*. Dans leur passage pour arriver à ces lieux elles se font sentir par un *frottement* (que nous nommons ainsi pour faire saisir notre définition plus facilement), qui est assez semblable à celui d'un linge plus ou moins doux sur une plaie vive ; de là naît la sensation plus ou moins agréable qu'elles procurent au corps. S'il en est ainsi, elles ne

doivent donc arriver à leurs lieux de jonction et de manifestation qu'après avoir passé
dans des milliers de *conduits* dont le bon
état ou le passage plus ou moins libre puisse
leur permettre une ascension facile et une
heureuse manifestation (1). Mais si quelques

(1) Nous ne croyons pas que la note suivante soit déplacée dans un livre médical, puisqu'elle rend si bien notre
pensée et qu'elle est due à un homme dont les connaissances
en *anatomie* égalaient celles qu'il avait en *psychologie.* Si
nous l'avions lue plus tôt, nous nous fussions borné à la
citer, et nous n'eussions pas cru dire quelque chose de
neuf et de très *problématique*, puisque Swedenborg l'avait
dit avant nous. Nous affirmons que c'est au moment que
l'impression de notre livre va être terminée, que nous lisons,
pour la première fois, cet ouvrage ayant pour titre : *Traité
curieux des charmes de l'amour conjugal dans ce monde et
dans l'autre*, d'Emmanuel Swedenborg, *traduction de* M. de
Brumore, 1784, où nous trouvons, page 192 et suivantes,
un chapitre dans lequel Swedenborg raconte que, dans une
de ses visions, il assista dans un temple céleste à une dis-
cussion entre des sages, sur la nature de l'essence de l'âme.
Voici le passage dont nous appuyons ce que nous disons
au sujet des sensations que doivent éprouver les *pensées*
dans leur ascension vers leurs lieux de manifestation :

« Je ne connais de notre âme, dit un troisième, que l'es-
» pace qu'elle occupe et les effets qu'elle y produit. Cet
» espace est le *cœur* où le sang toujours actif, porté tour à
» tour et rapporté, vient puiser dans ce centre qui la *ren-*
» *ferme* les émanations de cette essence qu'il distribue dans
» toutes les parties de notre individu, et qui, selon la con-
» stitution particulière et propre à chacun de nos organes,

uns de ces conduits (qui ne sont pas autre chose que les rameaux nerveux et vaisseaux sanguins) se trouvent en mauvais état, encombrés, embarrassés, ou contractés par le voisinage d'un corps quelconque, d'humeurs ou de fluides enflammés par l'électricité, il doit en résulter que ces pensées seront influencées par les milieux qu'elles auront à traverser, et qu'elles ne se manifesteront pas dans leur éclat, dans leur indépendance et dans toutes leurs attributions ; de là naîtront

» s'y développe plus ou moins, selon qu'ils sont plus ou » moins disposés à *fixer* et *contenir* ces *influences*. Ainsi, » voit-on telle partie de notre être n'en retenir qu'un prin- » cipe de vie neutre et insensible ; telle autre n'en conserver » que la sensibilité et la chaleur ; telle autre, enfin, en ras- » sembler assez pour avoir triomphé de la philosophie sur » son foyer, en ne reconnaissant que le cerveau pour le » premier siége de nos idées, sans considérer que ces in- » fluences accumulées *ne s'y spiritualisent qu'en proportion* » *des dispositions plus parfaites qui les arrêtent et qui les* » *fixent*, etc.... » (Les mots soulignés le sont par nous.)

Si nous admettons cette proposition, nous en admettons aussi la conséquence, qui est que les idées, pouvant être influencées par les milieux qu'elles traversent, doivent influencer nos besoins, nos appétits, notre jugement, et nous donner la clef de la cause des maladies dites *mentales*. Guérissons la matière, et l'esprit sera libre. Que notre cœur distille un sang d'une bonne composition, chacun des organes qui s'en abreuvent n'y puisera que le calme et la santé !

la colère, la mélancolie, la crainte, la douleur morale sous mille aspects, ce qui arrive dans presque toutes les maladies dont nous nous occupons en ce moment. La cause physique est donc liée à la cause morale comme provenant l'une de l'autre, à n'en pouvoir douter; et le seul moyen de comprendre ces maladies est celui que nous proposons et que nous allons encore rendre plus compréhensible, si nous le pouvons, par l'exemple suivant.

Le parcours des pensées dans notre organisme est semblable à celui des passants dans une rue quelconque de la capitale. Qu'un accident vienne à frapper la vue de ces passants et embarrasser leur marche, comme un incendie, une personne écrasée sous une voiture, une batterie, un vol ou un assassinat, chaque témoin du fait, quoique n'y étant intéressé en rien, et tout préoccupé individuellement d'une affaire qui lui est propre, éprouve, à la vue de ce fait, une pensée sympathique, une pensée commune à tous ceux qui, comme lui, en ont été témoins: cette pensée découle du fait, c'est-à-dire qu'elle est attristante ou irritante, généreuse ou exigeante. Chaque passant oublie pour un moment son affaire individuelle pour ne s'occuper que de celle devenue commune à tous. L'un et l'autre, en rentrant dans son domicile, raconte ce qu'il a vu et impressionne, pour un temps plus ou moins long, l'auditoire qui l'écoute, comme il a été impressionné lui-même.

Les pensées subissent les mêmes conditions. Qu'elles rencontrent dans leur parcours un accident, s'il n'est semblable, mais du moins comparable, elles produiront au lieu où elles arriveront la même émotion qu'elles auront éprouvée elles-mêmes.

Qu'une jeune fille, partant pour un bal dans lequel elle doit trouver une félicité en rapport avec ses désirs, soit témoin d'un des troubles que nous avons cités, certes son entrée au bal ne sera pas ce qu'elle devait être; elle fera partager son émotion à ses jeunes compagnes, ce qui réagira plus ou moins sur la fête et la troublera. Eh! mon Dieu, la fête du corps, le bal de l'âme, c'est la santé, c'est l'harmonie générale de tout son être; qu'une des individualités qui concourent ensemble à ce bal y fasse défaut, toutes les autres individualités ne pourront jouir d'un bonheur non partagé par l'unanimité d'elles ; l'âme se trouve vis-à-vis de ses pensées, comme une bonne mère de famille dont l'un des enfants est malade ou manque à l'appel de son cœur ; elle est inquiète, troublée, désolée, et ne trouve de repos qu'à la vue de ce qu'elle a perdu. La folie et l'hallucination sont fort souvent la conséquence de ce dérangement de pensées, ou d'une pensée dominatrice qui, égarée de sa route, s'est implantée dans un lieu d'où elle peut troubler toutes ses compagnes. Cette question n'a pas ou a été peu étudiée sous ce point de vue, qui cependant n'est pas à dédaigner.

Voilà un sujet digne de l'étude du physiologiste comme du médecin. L'externe n'est pas l'interne des choses ; les formes ne sont pas les atomes qui les composent ; les lois d'un peuple n'en sont pas les passions. Si le médecin, en perdant la trace d'une goutte de sang, suivait celle du fluide sous lequel elle disparaît, et la trace spirituelle où elle se cache à tous les regards matériels, il parlerait moins doctoralement de bile, de glaires, d'humeurs quelconques, puisque toutes ces choses ont des internes auxquels elles doivent leur manifestation, et qu'elles ne sont elles-mêmes que des effets dont les causes inconnues au scalpel ne le sont pas au spiritualiste.

Dans le peu que nous venons de dire il y a un monde plus grand que le nôtre à étudier. Pour nous, qui avons été assez heureux de beaucoup souffrir, pour beaucoup observer sans doute, nous avons conclu que les maladies dites *nerveuses* dépendent de deux causes dont nous venons de décrire l'une : nous allons aborder la deuxième, en priant le lecteur de ne pas les désunir, et de se souvenir : 1° que le corps ne peut être malade sans que les idées se sentent de ses douleurs ; 2° que chaque douleur a ses groupes d'idées dans lesquels elle paraît se complaire, qui disparaissent avec elle.

Causes physiques. — Elles dépendent des affections des différents organes : celle de la *rate* enfante la mélancolie ; le *foie*, l'abattement ou la colère, le suicide, le crime ; le *cœur* produit les passions vives, l'ambition, les richesses, les honneurs ; l'*estomac*, le dégoût de la vie, le désespoir, le suicide, l'antipathie ; les *poumons*, les envies, la délicatesse des choses, la sensibilité et l'irritabilité, l'amour de la vie et la passion du confortable ;

la *tête*, les idées fixes, la domination, l'abrutissement, la légèreté du jugement, aimer, posséder sans attacher de prix aux choses. Mais il n'en est pas de plus triste que les affections des *voies urinaires*, elles enfantent tous les désirs imaginables et conduisent à tous les crimes inimaginables, parce qu'il convient à une république de vermisseaux d'expatrier quelques uns des leurs qui demandent un asile à un territoire qu'il leur plaît d'habiter. De cette minime action en apparence peut découler, pour l'homme qui les expatrie, vingt années de galères pour *viol*, une vie de déshonneur, deux ou trois générations d'opprobre pour sa famille. Il peut s'ensuivre, ce qui paraît le plus simple du monde, et cent fois pire que vingt années de galères, un mariage mal assorti, qui représente la négation de tout calme et de tout bonheur! qui veut dire : *adultère, larmes* et *douleurs affreuses*!! Que de pensées jouent un rôle important dans un laps de temps aussi long! et mises en activité par quelques vermisseaux qui étaient de trop dans un lieu qui ne pouvait les contenir. Ce grossier tableau n'est point un hors-d'œuvre ici, c'est une pensée observatrice qui invite ses sœurs à observer comme elle, et qui s'écrie : *Que sommes-nous donc, hélas! dans notre splendeur?* Si nous sommes si peu de chose, que deviendrions-nous dans notre chute, si nous n'avions la main de Dieu pour nous sauver?

Les *intestins* ont encore leur bonne part dans les troubles moraux, parce qu'ils influencent tous les viscères qui les avoisinent, les rendent malades, et poussent les pensées à des désordres incalculables. On voit donc dans ce simple aperçu, qui n'est ni amplifié, ni complet, combien il importe d'étudier les deux organisations, et de travailler à leur guérison commune pour faire disparaître ces maladies *nerveuses*, l'écueil de la médecine et de toutes les sciences en général.

Les organes que nous venons de citer étant ordinairement le siége des maladies nerveuses, il est donc bon de consulter les articles qui en traitent, ainsi que les plantes calmantes et toniques, qui sont : *aubépine, bétoine, café, camphre, carotte, centaurée, chanvre, chenette, citron, gui de chéne et d'orme, lavande, moutarde, muguet, oranger, primevère, romarin, sauge, thym, valériane,* etc.

Il n'est pas prouvé que les nerfs soient

susceptibles de maladies et de décomposition. Ils sont sujets à être influencés, voilà tout : ces influences sont ou physiques ou morales, comme nous l'avons dit. Les causes morales peuvent provenir d'un mot, d'une peur, etc., qui ont arrêté le cours des fluides et propagé un désordre dans les idées, ce qui, à son tour, produit un désordre physique. Les causes physiques sont dues aux accidents ou troubles des organes que nous venons de mentionner. Nous avons proposé les remèdes aux causes physiques; nous proposons aux causes morales des remèdes moraux, qui sont : la distraction, l'exercice, la compression par tous les moyens possibles de la pensée dominante; tâcher de lui substituer d'autres pensées, d'autres passions, d'autres sensations, toujours en la traitant conjointement avec le physique, car la loi de solidarité qui les unit demande des secours réciproques.

Un jour qu'Adèle me visitait dans la cruelle maladie que j'ai faite et citée, où tout le système nerveux se trouvait épuisé et dans un état incroyable de sensibilité, je ne lui adressais plus de questions depuis quelque temps, car il arrive une période

en toutes maladies, où l'on n'a plus la force
de penser ni de juger, où l'on n'a plus d'espoir ni de foi en rien. Je me laissais traiter
pour l'acquit de ma conscience et pour la
satisfaction de ceux qui me portaient intérêt. Ce jour, dis-je, jour de démoralisation
complète pour mon esprit, Adèle, qui voyait
ce piteux trouble de toutes mes facultés,
voulut ranimer mon observation par une
nouvelle description de mon état présent,
qui eut le charme de réveiller mes idées, et
de m'engager même à prendre cette note
que je crois placer utilement dans cet article.
Voici ses paroles : « Je suis contente, tes
fibrilles nerveuses se réveillent au contact du
fluide dont elles étaient privées depuis si
longtemps. — Quel est ce fluide? lui deman-
dai-je. — On nomme cela un *fluide*; mais,
pour moi, c'est plutôt une substance qu'un
fluide, car il m'apparaît comme une émanation laiteuse, *blanchâtre*, quoique *diaphane* cependant, l'étant davantage aux extrémités des canaux qu'elle traverse qu'à
leur jonction, ce qui peut la faire nommer
fluide, vu que, se projetant au dehors du
corps, elle ne peut le faire qu'à l'état d'évaporation ; mais, pour moi, le fluide dit *ner-*

veux est une substance. — Que vois-tu s'opérer en moi à ce sujet? Tu me parles de fibrilles nerveuses, qu'entends-tu par ce mot fibrilles? — J'entends les filets les plus fins, les plus déliés de ce système. Je te vais faire une comparaison. Vois une plante privée d'eau, exposée à l'ardeur d'un soleil brûlant; ses feuilles vont perdre leur humidité, l'extrémité de leurs pointes va se dessécher, cette sécheresse va gagner les filets qui les tapissent et les joignent aux grosses côtes du milieu. Ces côtes, à leur tour, jointes aux branches et au pied qui les porte, vont dépérir aussi, si l'on ne vient pas à leur secours en arrosant la racine de cette plante. Si on l'arrose, que se passe-t-il? L'eau apportée à son pied va la rafraîchir en montant dans ses branches et ses feuilles par l'aspiration des rayons du soleil, et humectées ainsi jusque dans leurs extrémités, les fleurs, qui commençaient à se faner, vont revivre aussi fraîches qu'avant, ce qui n'eût pas eu lieu sans le secours de l'eau qui a été la vie de cette plante. — Ta comparaison est bonne : mais si elle me dit que l'eau est un principe de vie pour cette plante, elle ne me dit pas quel est le principe de vie du système

nerveux, ni où l'on peut trouver à l'alimen-
ter et le fortifier? On peut le trouver dans
notre sang; le fluide nerveux n'est pour
moi que la quintessence de notre sang. —
Pourquoi le sang chez moi n'engendre-t-il
pas un fluide nerveux convenable? Ai-je le
sang vicié? — Tu n'as pas le sang vicié,
mais tu n'as pas assez de sang, ou, pour
mieux dire, le tien est trop pauvre, il ne
possède pas la force nécessaire à l'engendre-
ment du fluide nerveux. Sa faiblesse cause
son échauffement, et son échauffement le
trouble que tu ressens dans le système nerveux. Voilà tout. Et c'est pour cela que les
remèdes que nous employons journellement
ont un effet très faible. C'EST LA VIE QUI TE
MANQUE. — Dois-je retrouver cette VIE? —
Oui. — Où, et comment? — Dans ce que
tu fais depuis quelques jours : l'absorption
de *viandes noires*, une nourriture tonique et
de l'exercice; le SANG engendre le SANG, et
l'exercice le mouvement des liquides. — Où
faut-il prendre ce sang? — Où l'estomac
l'indique. Aujourd'hui il te demande du
bœuf; demain ce sera du *mouton*, après-
demain du *canard;* enfin, tous animaux à
viande noire. — Pourquoi plutôt des chairs

noires que rouges? — Parce que le sang, quoique rouge, passe par des milieux dans lesquels il se fonce en couleur, en y absorbant des molécules et des *puissances* qu'il ne trouve pas dans d'autres. Voilà pourquoi le *veau*, le *porc*, le *poulet*, etc., ne fournissent pas une nourriture aussi substantielle et vivifiante que le *bœuf* et le *mouton*. — Cependant le *porc* passe pour être très nourrissant. — Cela paraît ainsi, parce que c'est une viande solide, mais l'estomac y trouve peu de sucs sanguins ; les intestins n'en reçoivent presque rien, ils rejettent des matières abondantes, ce qui prouve qu'ils y ont trouvé peu de chose à prendre. Au contraire, les matières fournies par les viandes noires sont moins abondantes, parce que l'estomac en suce les sucs jusqu'aux extrêmes, quand, au contraire, il ne suce que machinalement ces viandes blanches.

Voilà ce que je vois s'opérer en toi. Nous n'avons pu jusqu'à ce jour (depuis seize mois) stimuler l'estomac à demander ce qu'il demande aujourd'hui. Il se nourrissait avec nonchalance, et par caprice, de substances n'ayant que peu de *vie* en elles, ce qui lui servait à entretenir *mécaniquement* ton corps; mais aujourd'hui il se réveille, il demande des substances vivifiantes, il va ranimer tout ton être de cette vie nouvelle et te rendre la santé. — Dans tout cela je ne vois que du *sang de bœuf* et de *mouton*, ce qui me donne une bien faible idée de la *vie* mue par l'intelligence? — Mais l'intelligence humaine est dépendante des forces qu'elle trouve dans la vie matérielle, et, pour moi, du *sang de bœuf* et de *mouton* sont et sortent d'une même source que la nôtre. Ce n'est pas dans eux qu'est l'intelligence, ils n'en sont que les stimulants...., les locomotives ! que sais-je?... Je vois que tu ne me comprends pas.... Que je suis malheureuse de ne pouvoir m'expliquer autrement....Comment traduire ce que *je sais* par ce que *je ne sais pas*, qui est parler pour être comprise ?... — Je te comprends parfaitement, et si je t'argumente ainsi parfois, c'est que j'éprouve toujours un nouveau plaisir à t'entendre. — Merci, trois fois merci !... » Voilà ce qui me fut dit sur ce sujet. Je le soumets au jugement du physiologiste et du médecin.

Ces observations d'Adèle ne détruisent en aucune manière celles qui précèdent. Les maladies nerveuses sont engendrées par plusieurs causes, qui n'exigent pas toutes les mêmes remèdes. C'est à l'étude à apprécier.

Influences diverses sur les maladies ner-veuses. — Que de choses à étudier dans nos rapports avec tout ce qui nous entoure, tout ce qui nous touche, tout ce qui nous produit des sensations physiques ou morales, hélas! C'est un chaos dans lequel le philosophe, le médecin et l'observateur n'osent fouiller qu'en tremblant, car ce qu'ils en concluent ne peut être dit sans les couvrir de ridicule. Cependant que de conseils utiles, que de résultats immenses en découleraient pour l'espèce humaine en général! Quoique chaque être ne soit qu'un faible atome perdu dans l'immensité des mondes, comme le grain de sable est perdu aux yeux du voyageur qui le foule à ses pieds, on aurait tort de croire qu'il est perdu aux yeux de Dieu. Si le créateur le disjoint de tous les atomes qui, comme lui, concourent pour leur part à la formation et à l'entretien des mondes dont nous ne pouvons mesurer l'étendue ni connaître le nombre, c'est qu'il sait son utilité et sa solidarité d'action réciproque sur et dans la sphère où il paraît enfermé, sphère qui, elle-même, est *enserrée* dans la sphère uni-

verselle : par conséquent, nous, faibles
atomes de ces gigantesques groupes, nous
sentons le contact de cette sphère dans laquelle nous baignons, comme elle nous sent
elle-même ; nous touchons, par toutes les
parties de notre corps, à des parties quelconques de ce fluide invisible dont elle est
composée, et qui elles-mêmes touchent à
d'autres parties, jusqu'à la dernière et première qui est Dieu. Oui, chaque atome vivant touche par ce rayonnement contigu à
toutes les parties de l'univers, reçoit sa part
de l'influence de la création entière en acquit
de celle que cette dernière reçoit de lui.

Cette proposition n'est pas à mettre en
doute, elle est surtout démontrée aux névralgiques dans ce qu'elle a de plus apparent et
de sensible, qui sont les éléments qui les
entourent. Non, il n'est pas indifférent aux
névralgiques, disons-nous, qu'il règne des
vents du nord, d'ouest, d'est ou du sud,
ainsi que leurs divisions ; il ne leur est pas
indifférent que la NOUVELLE LUNE soit le
dernier quartier, que le printemps soit
l'automne ou l'été l'hiver. Il ne leur est pas
indifférent d'habiter un rez-de-chaussée humide ou un quatrième étage, une ville

boueuse ou une campagne, une contrée du globe ou l'autre. Pourquoi ces différences ? Parce qu'elles ont toutes des influences sur les fluides qui nous vivifient; elles les raréfient ou les condensent, soustraient ou chargent les climats et les lieux sur lesquels elles règnent, et ont des rapports plus ou moins directs. Non, tout cela n'est pas indifférent aux névralgiques et ne doit pas être indifférent à l'étude médicale. Nos nerfs sont les premiers distillateurs de cette atmosphère dans laquelle ils baignent; ils ne peuvent déposer dans le matras, qui est notre corps, que l'esprit qu'ils y puisent. Tel système manque d'électricité et ne la trouvera jamais dans une cave; tel autre en est trop saturé, il ne s'en déchargera pas dans un grenier; un troisième la possède imparfaite, il lui manque tel contact avec un air plus ou moins raréfié, il le trouvera difficilement dans une ville telle que Paris. Il y a donc une grande étude à faire sur ces propositions dont je ne présente qu'un très faible aperçu que je crois mettre ici à la portée de toutes les intelligences, et qui est contrôlé par des observations physiques. Il y aurait peut-être plus de guérisons à espérer du transfert des

névralgiques dans des contrées et climats
appropriés à leurs besoins, que par tous les
remèdes connus et essayés jusqu'à ce jour.

Qu'est la *nostalgie*, sinon une maladie
nerveuse? Qui la guérit, si ce n'est le toit
rêvé? Qu'y a-t-il sous ce toit? Une mère,
une sœur, une amie d'enfance et de cœur,
répondra-t-on. Cela peut-être, mais aussi
fort souvent cela n'est pas. Ce qu'il y a, c'est
l'émanation de la prairie ou de la montagne
dont on allait saturer tout son être; c'est
l'eau, le pain, le contact des habitants, le son
de leur voix; moins que cela, l'atmosphère
nuageuse qu'on aimait à respirer, formée
par la fumée de la pipe du doyen du village,
et qu'on ne peut trouver ailleurs. O gran-
deur de notre néant! que sommes-nous donc
devant de telles puissances, qui paraissent
n'être rien pour celui qui ne les connaît ou
ne les comprend pas?

Il y a une autre influence de laquelle peu
de personnes tiennent compte et qui est très
nuisible aux névralgiques. C'est celle de
l'entourage domestique. Oh! là, il y a une
telle étendue d'observations à faire, qu'il
serait ridicule de croire pouvoir en saisir
toute la portée dans quelques unes men-

tionnées isolément. Tous ceux qui connaissent
et pratiquent le magnétisme nous compren-
dront très facilement sans plus ample ex-
plication ; mais ceux qui n'en ont aucune
notion nous riront au nez, ce qui ne nous
empêchera pas de dire que tel contact avec
telle personne peut influencer considérablement pour ou contre la guérison du malade ;
celui auquel elle sera nuisible fera bien de
l'éviter, s'il le peut : l'intuition dans ce cas
est un prophète qui se trompe rarement sur
les conséquences de ces contacts. Si nous
voulions appuyer cette observation de celles
admises en médecine, nous pourrions entrer
dans le sanctuaire de l'alcôve et observer
que, jusque dans les embrassements amou-
reux au sein du bonheur le plus parfait, il
se distille parfois un poison mortel sans
d'autres remèdes que la séparation. Tel
couple s'inocule de tels maux par des émanations générales ou locales de fluides ; un
autre par des sueurs dangereuses ; un troisième par la putréfaction de l'haleine ; un
quatrième par l'action du coït, comme cela
se voit dans les affections de la *poitrine*, de
l'estomac, du *foie*, des *intestins* et du *système nerveux*, qui est si puissant à commu-

niquer ses agitations par sympathie, comme on l'observe tous les jours dans l'épilepsie, les convulsions, les tremblements, etc. Nous n'osons pas nous étendre sur ce sujet, parce que nous ne voulons pas aider au malade à se créer des antipathies nouvelles, il en a assez des siennes; mais nous avons présenté cette observation pour qu'elle soit saisie par ceux qui traitent et qui affectionnent ces malades. Quelquefois une séparation momentanée de deux êtres peut amener de très heureux résultats.

Le névralgique, plus que tout autre malade, par la longueur et la sensibilité de sa maladie, voit se grouper sans cesse autour de lui une masse d'accidents de toutes espèces, qui semblent contribuer plutôt à le troubler qu'à le calmer. On dirait que l'univers entier conspire contre lui : rien ne lui réussit selon ses vœux; rien ne peut vaincre les arguments qu'il fait contre la mauvaise méthode de son traitement; rien ne vient à son aide pour lui faire éviter tout contact avec tel objet ou telle personne qu'il voudrait fuir, avec telle odeur qui le met en syncope ou en colère, avec tel bruit qui le surprend ou l'agace, avec tels sons plus ou moins harmonieux qui lui déchirent les oreilles ou lui donnent des pensées et des souvenirs qui l'attristent ; puis c'est une nouvelle désagréable ou une attente insupportable ; que sais-je ? se cramponne-t-il à la vie ou à l'espoir d'un côté, que de l'autre il semble qu'une main occulte ou une voix importune viennent lui faire lâcher prise, ou lui ravir son espérance ; il ne sent et n'observe plus comme dans son état ordinaire ; il a plus de tact ou plus d'exigence, d'amour ou de haine.

Ses ennemis pullulent, ses amis disparaissent, la nature même n'est plus pour lui ce qu'elle était, jusque dans ses productions qui lui font défaut. Qu'importe au névralgique une belle journée de printemps, s'il ne peut en jouir ? elle se change pour lui en une journée d'été ; il trouve le soleil trop brûlant, l'air trop lourd ; il ne rencontre nulle part cette atmosphère douce que recherche la fièvre qui le dévore, le lait *printanier* que sa bouche desséchée demande ; il ne rêve plus qu'à une fin, la fin des *fins*, celle où toute douleur se calme, où tout soupir s'éteint, où tout espoir renaît et où tout bonheur est assuré : c'est la fin qui est le commencement d'une nouvelle vie, c'est la

fin de la terre et la possession du ciel, la fin
de l'homme et la naissance de l'*ange!!!*

Il nous resterait bien à parler d'une autre
influence qui est du domaine de la psychologie et qui a son royaume dans le monde
des esprits, auxquels on ne croit pas assez de
nos jours pour que nous nous exposions à la
traiter dans un ouvrage tout médical, que
nous faisons déjà trop philosophique; d'ailleurs ce serait nous répéter et n'acquérir
qu'un peu plus de ridicule en récompense
de nos études et de notre amour pour l'humanité. Nous nous en sommes assez couvert
dans nos autres ouvrages sans le rechercher
ici de nouveau, avec une persévérance qui
paraîtrait déplacée.

Nous concluons donc que les maladies
nerveuses issues de causes physiques peuvent être guéries ou calmées par les remèdes
que nous avons proposés, ainsi que par
l'étude du système philosophique dont nous
avons donné un faible aperçu, et que celles
dont les causes sont morales peuvent être
guéries par une réaction semblable à la
cause elle-même : un mot dit à propos, une
nouvelle attendue, la vue d'un objet désiré,
une surprise, une joie, un soupir, que sais-

je? une note harmonieuse de musique. C'est
là que nous nous écrierons encore et toujours :
O *néant* de notre *savoir* ! O *profondeur* de la
sagesse divine !

Il va sans dire que, dans ces deux cas, le
magnétisme est d'un très grand secours. C'est
là qu'il trône, qu'il règne, qu'il domine et
s'impose. Que l'action morale subjugue la
maladie morale, que l'action physique commande à la maladie physique, ces deux
actions n'ont pas besoin d'être démontrées.
Veuillez le calme du malade, et donnez la vie
aux organes qui ne la possèdent pas; magnétisez localement par l'imposition des mains,
ou à grands courants, selon la nécessité;
que ces magnétisations soient régulières et
persévérantes. Tout est là.

Réflexions philosophiques sur les maladies précitées.

Il n'existe point de maladies, si faibles
qu'elles soient, qui ne réagissent plus ou
moins sur le système nerveux, et par un
désordre quelconque sur les idées de ceux
qui en sont atteints. C'est la conséquence de
la construction de notre corps qui ne possède

pas une fibrille, ni un cheveu dont le concours plus ou moins apprécié ne soit nécessaire à l'ensemble par la grande loi de solidarité qui les régit en commun. Les attributions individuelles de toutes les parties de ce sublime chef-d'œuvre, quoique nous étant pour la plupart inconnues, n'en sont pas moins admises comme nécessaires par l'observateur consciencieux, qui voit autre chose dans le corps humain qu'un sac de peau surmonté d'une boule et auquel sont attachées quatre pendeloques que l'on nomme *membres*. Dieu n'ayant point créé un atome inutile, ni inutilement dans l'univers, nous devons donc admettre que les groupes qu'il en a faits, représentant à nos yeux des formes ou corps différents, ont été appelés à concourir à l'entretien et à l'harmonie de chacun de ces corps, et à l'harmonie générale, selon leurs puissances respectives. Ces atomes ne peuvent agir ainsi sans le secours d'idées qui leur sont propres ; ces idées ne peuvent être comprises ni définies par nous, qui ne pouvons même pas définir la forme des atomes qui les élaborent. Quelles notions pouvons-nous avoir sur les groupes qui forment un de nos cheveux, atomes qui sont ainsi assemblés par millions dans un alignement et une harmonie parfaite, conservant à leur centre une immense artère semblable à la plus belle rue de nos capitales, pour y voyager à leur aise et charrier plus facilement les sucs nécessaires à l'entretien de leur édifice isolé; sucs qui ne sont eux-mêmes que d'autres atomes ayant besoin d'un assemblage, d'un milieu et d'un temps quelconque pour être corporéifiés comme ceux qui les entourent.

Il résulte des observations que nous venons de présenter que, s'il est possible d'arrêter d'un seul coup d'épingle, dans le feu d'un discours passionné, un orateur; s'il n'est pas possible à un homme de dormir en la compagnie d'une punaise; si ce combattant acharné peut être désarmé avec un grain de tabac (1), il nous est donc prouvé que l'atome

(1) « L'esprit du plus grand homme du monde n'est pas si indépendant qu'il ne soit sujet à être troublé par le moindre tintamarre qui se fait autour de lui; il ne faut pas le bruit d'un canon pour empêcher ses pensées, il ne faut que le bruit d'une girouette ou d'une poulie. Ne vous étonnez pas s'il ne raisonne pas bien à présent, une mouche bourdonne à ses oreilles : ç'en est assez pour le rendre incapable d'un bon conseil. Si vous voulez qu'il puisse trouver la vérité, chassez cet animal qui tient sa raison en échec, et trouble.

domine le tout; s'il a une telle puissance sur des parties qui offrent autant de résistance que celles extérieures de notre corps, quelle est donc la puissance qu'il peut avoir sur ses parties internes? Les antennes les plus douces de certains animalcules venant à toucher quelques fibrilles nerveuses d'un organe interne, quelle souffrance proportionnellement ne doit-on pas en ressentir, si nous en jugeons par le trouble occasionné par le passage d'un gaz dans l'estomac, la convulsion, le mal *dit* de cœur, la syncope, la perte de toute idée qui s'en suivent. Eh quoi! un peu d'air peut occasionner autant de désordre? Que doivent donc produire une bile enflammée, des glaires recuites, un sang vénérien, la goutte, le rhumatisme interne, un squirrhe, un tænia, une paralysie locale de quelque organe, une perte continuelle d'urine, une fausse digestion, un hoquet permanent qui devient une paralysie et non

cette puissante intelligence qui gouverne les villes et les royaumes. » (*Pensées de Pascal sur la religion*, édition 1792, p. 129.) Nous n'avions pas lu cet ouvrage avant de faire cet article, dans lequel nous trouvons à l'instant cette pensée qui rend si bien la nôtre et mieux que nous ne saurions le faire.

une convulsion de l'estomac, une bronchite, une hydropisie, etc. Oh! je vous le dis, vous qui entourez les malades et les soignez, PITIÉ, PITIÉ pour eux! car ils sont moins que les atomes qui les torturent, et cependant ils se croient quelque peu *rois*, *seigneurs*, *grands juges*, *prélats* bénis de Dieu, *guerriers* redoutés de l'univers! Pauvres enfants d'un jour, ils n'en sont que plus malades! Je vous le répète, ayez pitié d'eux! un *vent* leur fait crier grâce, et une *punaise* les empêche de dormir! Dans la meilleure des santés du monde l'homme est toujours à l'état de souffrance, de dépendance du moindre de ses organes et de la plus minime de ses pensées; il étouffe faute d'un peu d'air; il meurt faute d'un morceau de pain; il enrage faute d'un verre d'eau; il viole pour calmer une démangeaison; il vole pour satisfaire une idée; il assassine pour se venger; il se bat pour un mot; il hait pour moins qu'un mot, pour un regard (dit-il, de mépris); il est si inquiet de lui-même, qu'il s'entre-demande, à chaque rencontre, comment va sa santé? Et cet homme dit se bien porter. S'il se porte bien, il pense alors bien mal. Il y a maladie permanente chez nous : si ce n'est le corps qui souffre, c'est l'esprit. Qui soigne aujourd'hui a besoin d'être soigné demain. C'est donc un échange et une dette, acquittons-nous-en avec le plus d'amour possible.

Renseignements sur les préparations médicinales citées dans cet ouvrage.

Beaucoup de personnes n'ont aucune notion sur la manière de préparer un cataplasme ou de faire une infusion, etc. ; nous avons cru nécessaire de dire un mot sur ce sujet.

Bains. — Dans les grandes faiblesses nerveuses, le relâchement des muscles, l'inertie des papilles extérieures, les sueurs continuelles qui deviennent une déperdition nuisible au corps, il est bon de prendre des bains toniques ; ceux d'eau de mer sont préférables, mais ils sont remplacés communément par les bains salins, préparés de la manière suivante : On met de quatre à six livres de sel de cuisine dans un bain ordinaire, ce qui produit presque le même résultat.

Dans les irritations nerveuses que l'on suppose dues à un excès d'électricité, ou à quelques humeurs chaudes, on met dans un bain ordinaire un boisseau de son enveloppé dans un linge; on l'imbibe on le presse, en tous sens, et l'on s'assied dessus.

Dans les incommodités ordinaires, lassitudes, courbatures, etc., on n'ajoute rien à l'eau.

Dans les douleurs rhumatismales on peut joindre au bain un chaudron d'infusion de plantes aromatiques qui, à l'occasion, remplacent les bains de vapeurs : choisir de préférence le *romarin*, la *petite sauge*, le *thym*, le *mélilot* et une petite poignée de *rue* pour les hommes seulement. Le bain se prend à une chaleur de 25 à 28 degrés. Pour les personnes qui se trouvent saisies ordinairement au contact de l'eau et dont le sang reflue facilement vers la tête, nous leur conseillons d'entrer debout dans le bain, d'y rester une minute, puis de s'agenouiller, de rester encore une minute dans cette position, ensuite de s'étendre.

Le bain ne produit de bons effets que pris dans des conditions propres à les développer, aussi recommandons-nous bien d'y faire attention. On peut rester dans un bain d'une demi-heure à quelques heures. Il faut toujours avoir soin de bien se sécher et d'éviter toute transition de froid en en sortant. Se recoucher pendant une heure en le quittant est d'un très bon effet. On ne prendra jamais un bain qu'à jeun, c'est-à-dire après une entière digestion du dernier repas. La vie et la mort se donnent la main dans un bain. Les conditions à suivre pour le bain froid sont les mêmes que pour le chaud. Si l'on peut joindre le magnétisme au bain, on le rendra plus efficace. Le magnétisme, à la sortie du bain, se fait par de légères pressions sur les membres, toujours en descendant vers les parties inférieures; on en éprouvera le plus grand bien. On prendra rarement plus de trois bains par semaine, et même un seul, si faire se peut. L'excès en tout est nuisible; on évitera tout ce qui peut alarmer la pudeur, ce qui produirait des contractions nerveuses et musculaires très nuisibles.

Bain de siége. — Ce bain se prend dans les inflammations du bas-ventre, des voies urinaires, et généralement dans tous les troubles qui avoisinent ces parties. Il exige les mêmes conditions que le grand bain; on le composera de la même manière et selon les besoins du corps.

Bain de pieds. — Ce bain se fait et s'administre dans les mêmes conditions que les précédents ; seulement il est appelé généralement à décharger les parties supérieures du sang qui les trouble pour le ramener aux parties inférieures. Il subit quelques amplifications, c'est-à-dire qu'on peut y ajouter en plus de la farine de moutarde, du savon noir, de la cendre de bois ordinaire ou de sarment de vigne : de toutes ces choses environ plein les deux mains. Le bain de pieds se prend tiède, se réchauffe continuellement jusqu'à sensation insupportable, et n'est jamais que de cinq à dix minutes. On laissera bien sécher les pieds, et l'on restera une heure de repos au lit, si cela est possible.

Bains locaux. — On les prend dans des vases appropriés aux parties où ils sont utiles. Pour les yeux, dans une œillère, un coquetier ou une cuiller ; pour les parties génitales, dans une tasse, et ainsi pour les autres parties. Ils se composent des substances conseillées, et exigent également de ne produire aucune transition trop forte avant, pendant et après leur application.

Bain de propreté. — Ce bain s'adresse aux parties génitales ; il ne doit jamais être trop chaud ni trop froid. L'excès de saleté vers ces parties engendre du trouble; l'excès de propreté engendre également un autre trouble. On joint à ces bains, selon les besoins, quelques gouttes d'alcool camphré, d'ammoniaque liquide, d'éther, de vins ou eaux aromatisés *dont les aromes sont connus et appropriés*, car autrement il pourrait en découler les plus grands troubles. On ne prendra pas un tel bain après avoir mangé, ni après l'action du coït. Pour le premier, il faut attendre la digestion; pour le second, quelques minutes. Ces bains sont un besoin, une imposition, une *nécessité* pour les deux sexes; leurs résultats sont avantageux et immenses pour la santé.

Lavement. — Le lavement est d'un grand secours dans les embarras des intestins et les inflammations du bas-ventre. Il se compose selon les besoins. La décoction de *graine de lin* adoucit; la racine de *guimauve* est un émollient très bon; l'infusion de *pariétaire* et de *mercuriale* sont rafraîchissantes; la décoction de *riz* est calmante; le *lait* et une once de *sucre brut* ou de *miel* sont très rafraîchissants et adoucissants; une dissolution d'une cuillerée de *sel de cuisine* tonifie et fortifie le rectum, assainit les hémorrhoïdes. (*Voy.* les plantes appropriées.)

On ne prend un lavement qu'à jeun, jamais deux de suite, ni un en deux fois; il faut qu'ils ne soient point trop chauds ni trop froids; que l'instrument soit en bon état et n'introduise pas d'air dans un lieu où il est si nuisible. Si l'instrument ne permet pas de prendre seul et librement un lavement, on évitera tout ce qui peut déplaire et blesser les rapports de pudeur. Un lavement ne produira toujours qu'un mauvais effet étant donné par une fille à sa mère, et ainsi des autres personnes qui commandent le respect. Nous croyons ces conseils utiles, c'est pourquoi nous les donnons.

La médecine est une étude qui n'a pas de petites observations. Nous savons que si nous paraissons ridicules pour quelques personnes, la majeure partie retirera quelque avantage de nos conseils. Nous sommes assez malheureux de pouvoir en donner si peu. Que n'avons-nous du temps, du papier et de l'argent, nous en dirions bien plus long!

Injection. — Elle se prend au moyen d'une petite seringue appropriée aux organes qui en ont besoin, et se compose d'infusions de plantes spéciales. On évitera de les prendre trop chaudes ou trop froides ; on agira avec douceur, et l'on aura soin de se servir d'instruments très propres.

Fumigation. — Elle se fait avec des infusions de plantes appropriées à la maladie et dans un vase convenable aux parties auxquelles elle s'adresse. Il est bon que l'infusion soit bouillante pour que la vapeur en soit plus pénétrante et active ; on recouvre bien la partie qui en a besoin en la tenant, le temps de l'évaporation sensible de l'infusion, au-dessus de cette vapeur ; puis on sèche bien cette partie ainsi saturée. Dans les fumigations de la tête on doit avoir soin de laisser échapper les mucosités qui s'écoulent de la bouche ; on évitera de se servir de ces infusions pour d'autres usages, et leur absorption par quelques plaies, vu qu'elles se trouvent saturées d'un fluide très dangereux.

Lotion. — Il s'agit simplement d'asperger la partie souffrante avec des eaux ou infusions appropriées, les réitérer selon le besoin.

Cataplasmes. — Les cataplasmes sont d'un grand secours dans les inflammations locales, et se composent ordinairement de fécules ou plantes cuites : ils sont calmants, adoucissants, émollients, rafraîchissants, laxatifs et toniques, selon leur composition. Généralement les cataplasmes faits avec des fécules se délaient simplement avec des infusions bouillantes, car ces fécules perdent tous leurs sucs sur le feu. On emploie communément une décoction ou une infusion quelconque d'une autre plante que la fécule pour délayer cette dernière. Ainsi, la décoction de racine de *guimauve* pour la farine de *lin;* celle de graine de *lin* pour la farine de *riz;* celle de *riz* pour la farine de *guimauve*, etc. Pour les rendre : 1° plus *calmants*, à défaut de quelques gouttes de laudanum, on peut mettre dans la décoction un quart de tête de *pavot* ou quelques feuilles de coquelicot ; 2° plus *rafraîchissants*, on les délaie avec une infusion de pariétaire, mercuriale, etc. ; 3° plus *toniques*, on les arrosera de quelques gouttes d'huile de camomille ou d'eau sédative ; 4° plus *actifs*, on joindra plusieurs fécules ensemble par égales parties. On peut également les rendre très *résolutifs* en les composant de plantes appropriées à cet effet, telles que l'*éclaire*, le *baume à fleurs rouges*. (*Voy.* les aromates mentionnés qui détrui-

sent les vers et fondent les humeurs corpo-
réifiées.)

Le cataplasme est d'un meilleur effet et
plus supportable au lit que debout ; il est
plus propre et aussi bon entre deux linges
qu'à nu sur la peau. On ne doit jamais le
mettre trop chaud ni trop froid, et bien
essuyer, en le retirant, la partie qu'on cou-
vrira pendant quelque temps avec un linge
chaud, pour éviter toute transition de froid.
On ne mettra jamais de cataplasme sur la
poitrine, ni sur le creux de l'estomac ; on
tâchera qu'il couvre, au contraire, tout le
ventre et les flancs ; on le gardera jusqu'à ce
que sa chaleur soit disparue ; on n'en mettra
pas deux de suite ; on le laissera pendant une
heure, et l'on n'en fera point abus.

Le cataplasme s'emploie dans les inflammations locales et intestinales, à la suite
d'indigestions, de constipations, de purgations, de coliques venteuses, d'ardeur
d'urines, de maladies du foie, de la rate,
d'intestins, de vessie, de certaines irritations
de poitrine, de digestions pénibles, de maux
de tête et généralement dans tous les troubles
qui surgissent des viscères de l'abdomen.

Un cataplasme bien conditionné et posé

ne peut jamais troubler ; mais des cataplasmes à profusion peuvent avoir un effet contraire.

Compresses. — La compresse se résume à tremper un linge doux, plié en plusieurs doubles, dans une infusion appropriée au mal, et déposée sur l'endroit qui en a besoin. Nous ne parlerons pas de *sétons, vésicatoires, cautères, sangsues, saignées, ventouses, moxas*, etc. Nous l'avons dit, nous fermons les plaies et nous n'en ouvrons pas.

Noms techniques.

Distillation. — Elle se fait en mettant macérer vingt-quatre heures une plante quelconque dans un menstrue approprié, puis déposée dans un vase de verre ou de cuivre, qu'on nomme *cucurbite*, sur un feu plus ou moins doux. La vapeur monte dans le chapiteau bien bouché, auquel est ajouté un récipient où elle se dépose en eau, qu'on nomme *eau distillée* (si le menstrue a été de l'eau simple) ; à défaut de pouvoir distiller, ce qui demande quelques notions de chimie, on fait infuser les plantes, et cette eau a presque la même vertu.

Macérations. — On laisse un temps plus ou moins long la plante se fondre dans un peu d'eau, sans en attendre la décomposition.

Décoction. — On met bouillir, pendant un temps convenable à leur cuisson, une plante, une racine ou une graine quelconque. On ne laisse pas la racine de guimauve plus de dix minutes.

Infusion. — On verse l'eau ou un liquide quelconque bouillant sur la plante qu'on veut infuser. Dix minutes de séjour de ce liquide sur la plante suffisent. On se tient pour averti que la quantité ne fait pas la qualité des infusions. Nous avons vu une tête de camomille, pour un verre d'eau, être aussi salutaire et moins dangereuse que dix de ces fleurs.

MESURES.

Une *poignée* veut dire plein la main.

Une *pincée*, la quantité que l'on prend avec trois doigts.

Une *prise*, la quantité que l'on prend avec deux doigts.

Nous pensons faire plaisir à nos lecteurs

en leur donnant un tableau comparatif des mesures anciennes et nouvelles, d'après les usages de la pharmacie.

			gr. centig.
Une livre.	vaut 16 onces ou 5oo		gr. centig.
Une demi-livre. . . .	— 8 —	25o —	
Une once.	— 8 gros	52 —	
Une demi-once. . . .	— 4 —	16 —	
Un gros ou drachme vaut			
3 scrupules ou. . . .	— 72 grains	4 —	
Un demi-gros.	— 36 —	2 —	
Un scrupule	— 24 grains	1 —	3o
Un demi-scrupule. . .	— 12 —	» —	65
Un grain, 72ᵉ partie du gros	—		5
Une pinte.	— 2 liv.	1,000 —	
Une chopine.	— 16 onces	5oo —	
Demi-setier.	— 8 —	25o —	
Poinçon.	— 4 —	125 —	
Demi-poinçon.	— 2 —	62 —	5o
Un verre ou une verrée. .	— 4 —	125 —	
Une cuillerée à bouche . .	— 1/2 —	16 —	
Une cuillerée à café. . .	— 1 gros	5 —	

Nous ferons remarquer que les plantes ou racines fraîches passent pour exiger le double de la dose des sèches, quoique cette proposition soit en litige et ne puisse être acceptée généralement.

Pommades. — Elles se font ordinairement avec de la panne de porc de préférence au saindoux, sur un feu doux, et en y mettant cuire les ingrédients dont on désire obtenir la vertu.

Pommade au camphre. — On mêle la quatrième partie de camphre sur un poids quelconque de *panne.*

Pommade à la fleur de carotte sauvage. — On observera la même proportion.

Pommade à l'orpin. — On se sert des mêmes proportions. Lorsque les plantes ou les fleurs sont bien cuites, on passe cette pommade, après un peu de repos, à travers un linge très clair, et on la conserve bien close pour s'en servir au besoin. On peut en agir de même envers toutes celles qu'on désire obtenir ; elles se font plus proprement et facilement au bain-marie , qui consiste à mettre le vase contenant la préparation dans un autre vase plein d'eau qu'on entretient bouillante, ou dans un vase en métal dans lequel on met du sable bien sec ; la préparation est enterrée dedans jusqu'à l'épaisseur d'un travers de doigt du fond ; on amoncelle le sable jusqu'au niveau du liquide , et on met le tout cuire sur un feu doux : c'est ce qu'on nomme le *bain de sable.*

Huiles aromatisées. — Elles se font de la même manière que les pommades. L'huile de *camomille* n'étant pas une huile essentielle, on l'obtient de cette manière; on peut, à l'occasion, se procurer ainsi des huiles de senteur, ce qui se fait plus communément que par la distillation des plantes qui en fournissent très peu. En pharmacie il existe une grande fraude à cet égard.

Les huiles aromatisées sont d'un grand secours dans les frictions destinées à calmer et assouplir le système nerveux, ainsi que les tensions des muscles.

Vin aromatisé. — Ce vin se fait par l'infusion à froid des plantes dont on désire lui communiquer la vertu. Un vin duquel je peux assurer l'efficacité pour tonifier le système nerveux, les fibrilles et papilles du corps, ainsi que pour fortifier les muscles fatigués à la suite d'efforts ou de chutes, et activer la circulation sanguine dans les paralysies locales, se compose ainsi : On met infuser dans un litre de bon vin rouge, pendant quarante-huit heures, une très petite poignée de chaque plante ou fleurs ci-dessus détaillées, de romarin, feuilles de petite sauge, de thym, de mélilot, et une pincée de rue, puis on le tire au clair ; on le conserve dans un lieu frais, et on s'en frictionne les parties malades au besoin. Tout autre vin peut se faire de la même manière.

Sirops. — Les sirops se font ainsi qu'il suit, avec toutes les substances dont on veut faire usage. Je prends pour exemple le sirop de *navet* dont j'ai déjà décrit la composition. On coupe par ruelles de bons navets, après les avoir pelés; on en fait une couche dans un pot approprié à la quantité qu'on veut en faire; on saupoudre cette couche d'une couche de sucre ordinaire; on fait une deuxième, troisième et dernière couche de cette manière en saupoudrant chacune avec du sucre jusqu'à ce que le vase soit plein; on le couvre de son couvercle qu'on lute avec un peu de pâte, si faire se peut; puis on le met, pendant quelques heures, sur un feu très doux, ou, ce qui est bien préférable, on lui laisse passer six heures dans un four de boulanger, après que le pain en est sorti; on filtre ce sirop au clair et on le verse dans des bouteilles que l'on serre dans un lieu frais, pour s'en servir au besoin, soit pour joindre à des tisanes ou pour prendre par cuillerées dans des quintes de toux, étant très souverain contre les maladies de poitrine (*voy.* où il est indiqué). Si l'on veut le rendre très calmant, et un peu plus échauffant quand c'est le froid qui a causé la toux, on y ajoute, entre chaque couche, quelques fleurs de *coquelicot*. Une grande partie des sirops se fabrique de cette manière. Celui de *mou de veau* s'obtient ainsi du suc d'un mou réduit comme nous venons de le décrire.

Nous ne croyons pas inutile de faire observer que, si les substances qu'on emploie pour faire de tels sirops ne possèdent pas de sucs en assez grande abondance pour l'obtenir convenable, il est nécessaire d'y ajouter un peu d'eau avant de les mettre cuire.

Nous ne pouvons terminer cette minime nomenclature de remèdes sans recommander de nouveau aux malades d'avoir confiance :

1° Dans le sirop de *navets* pour les affections de poitrine, principalement la coqueluche chez les enfants ;

2° Dans le *vin aromatisé* que nous avons décrit contre les affections que nous avons mentionnées ;

3° La pommade de fleurs de *carotte sauvage* contre les névralgies aiguës, la goutte et les rhumatismes ;

4° La pommade de *racine d'orpin* contre les hémorrhoïdes ;

5° La pommade *camphrée* contre les étouffements et les commencements de rhume. S'en frictionner légèrement la poitrine ;

6° L'huile de *camomille* dans les maux de gorge, en y appliquant une cravate qui en soit imbibée. S'en frictionner le creux de l'estomac et le ventre dans les spasmes ou coliques venteuses, et surtout ne pas oublier, dans tous les cas possibles, l'*action magnétique.* Tout le monde possède deux mains avec lesquelles, à défaut d'autres remèdes, on peut considérablement soulager si on ne guérit pas : qu'on le veuille et qu'on se mette à l'œuvre, on ne tardera pas à être convaincu que l'homme est une pharmacie vivante et la meilleure de toutes.

Frictions, massage, insufflations magnétiques. — Après avoir tant recommandé le magnétisme dans toutes les maladies, on nous ferait un reproche si nous ne décrivions pas ce qu'on doit entendre par *frictions, massage* et *insufflations magnétiques ;* d'ailleurs les frictions sont trop souvent recommandées maintenant par tous les médecins, pour ne pas enseigner la manière de les faire, car il ne suffit pas de frotter un corps humain comme on étrille un cheval ; il n'existe pas un seul mouvement dans tous les corps

16.

animés qui n'exige être opéré dans certaines
conditions prescrites par l'assemblage des
parties mues ou qui se meuvent et qui le
constituent : donc les frictions sont bien
préférables et d'un meilleur résultat, faites
de certaine manière plutôt que de telle autre.
Nous ne nous servons de flanelle que dans
les cas où elle est imposée, car nous préférons les frictions à nu, c'est-à-dire avec la
main ouverte, et frottant à plat et à peau nue
les parties du corps qui ont besoin d'être fric-
tionnées. Les frictions se pratiquent à sec ou
avec le secours de pommades, huiles, vins
ou esprits appropriés aux besoins ; elles se
font en commençant très doucement, puis en
activant le mouvement et la pression de manière à obtenir une chaleur plus qu'ordinaire.

On les commence toujours de la partie su-
périeure jusqu'à la partie inférieure. On ne
doit jamais remonter de bas en haut.

Le ventre étant une espèce de ballon, elles
doivent se faire sur cette partie du corps en
décrivant des cercles qui, commençant d'un
sens, doivent toujours être continués ainsi.

La poitrine étant composée comme le dos,
de deux moitiés qui forment un assemblage

marqué en avant, en ligne droite du sternum
au plexus solaire, c'est-à-dire du bas du cou
au creux de l'estomac, et le dos dans le
même sens, quoique opposé en apparence,
les frictions doivent donc, dans ces deux
parties du corps, commencer dessous les
aisselles et suivre, en descendant, les côtes
jusqu'à leur jonction, qui est l'épine dorsale
(ou l'échine du dos).

Les membres étant des assemblages de filaments différents, comme un écheveau de
fil déplié, on doit en suivre la direction des
jointures supérieures (des épaules ou des
cuisses) aux jointures inférieures, qui sont
les poignets, ou les chevilles des pieds.
Comme ces membres sont noueux et qu'ils
ont des charnières nommées *articulations* ou
jarrets, qui ont besoin d'être plus ou moins
travaillées, on y arrête un moment la main,
en les pressant légèrement.

Le *massage* s'exécute de la même manière.
Il a de particulier, qu'au lieu de frotter doucement la partie endolorie, on la presse
avec les doigts, comme si on la pétrissait, en
commençant très doucement, puis en aug-
mentant selon la sensibilité du malade. Le
massage s'emploie ordinairement en sortant

du bain ; cet usage nous vient de l'Orient, où ce mode de tonifier le corps humain est très répandu. Il commence à s'implanter en France ; et certes, il est d'un grand secours dans les faiblesses générales, les courbatures, les lassitudes, etc. Il n'est d'un puissant effet que lorsque les rapports de pudeur le permettent.

L'insufflation se fait à froid et à chaud ; à froid, en soufflant à une distance de quelques pouces sur la partie du corps qu'on désire calmer, et à chaud, de la même manière, en appliquant du linge blanc sur ladite partie du corps à nu, puis posant ses lèvres sur le linge et soufflant ainsi à travers, avec concentration du souffle sur le mal, pour y apporter le soulagement désiré. Ce souffle sous le sein gauche est plus puissant que tous les sels du monde pour faire cesser une syncope ; sur le creux de l'estomac il en chasse les vents comme par enchantement ; sur le nombril, il calme les coliques les plus violentes, et facilite les garde-robes (il ne faut pas oublier ces observations). Dans les étranglements par une attaque d'hystérie, on souffle à chaud sur la gorge ; dans le délire et dans toute congestion cérébrale on souffle à froid sur le front ;

dans l'apoplexie on souffle à chaud sur le cœur; dans la catalepsie, le tétanos et toutes roideurs des membres on souffle à chaud dans leurs jointures; dans les crampes on souffle à froid sur leur siége; dans la surdité on souffle à chaud dans les oreilles; dans tous les maux d'yeux on souffle à une faible distance et très doucement sur les paupières. Mais on observe que la personne qui opère n'ait point *l'haleine altérée*. Le souffle a une action si puissante en magnétisme, que de vouloir la décrire on n'y croirait pas, aussi contentons-nous d'en conseiller l'essai.

Notions physiologiques sur les symptômes, ou signes les plus ordinairement apparents de différentes maladies.

Il n'y a rien de général dans ce que nous allons dire, aussi ne le présentons-nous qu'à titre d'observations et de renseignements plus ou moins utiles. Il faut dans :

Boutons de quelque nature qu'ils soient, attaquer le sang.

Inflammations rouges, brûlantes ou sans feu, attaquer le sang.

Douleurs crampoïdes, sans manifestation extérieure, attaquer les nerfs.

Douleurs de tête, *migraine* et *chaleur externe*, stimuler le sang ou calmer l'estomac; migraine interne avec élancements aigus, calmer les nerfs.

Étouffements avec chaleurs, attaquer le sang.

— Sans chaleur, calmer les bronches ou l'estomac.

Bouche fade et *pâteuse*, attaquer les glaires. Quand elle sera *amère*, on agira sur la bile, et lorsqu'elle sera dans *l'état inflammatoire*, on s'en prendra au sang.

Douleur dans le côté droit, vers les dernières côtes, attaquer la bile qui surcharge et incommode le foie.

Douleur dans le côté gauche, même direction, s'occuper des gaz qui séjournent dans la rate.

Spasmes vers le creux de l'estomac, prendre des antiventeux.

Appétit paresseux, *capricieux*, attaquer les glaires en commençant par la magnésie, et graine de moutarde.

Coliques. (*Voy.* les antiventeux et les dépuratifs.

Hémorrhoïdes, travailler à rafraîchir et éclaircir le sang.

Priapisme, attaquer le sang et la bile.

Fringale, avoir recours aux antivermifuges et aux plantes amères.

Rhumatisme et *goutte*, étudier le sang et le travailler.

Froid aux extrémités des membres, avoir recours aux stimulants.

Circulation capricieuse. (*Voy*. les dépuratifs.)

Échauffement du corps. (*Voy*. les rafraîchissants et les dépuratifs.)

Chaleur d'urine. (*Voy*. émollients et adoucissants.)

Idées tristes, travailler à chasser la bile ou les glaires.

Les *yeux abattus* indiquent une nature glaireuse, et les *vifs* un tempérament bilieux.

La face plus *colorée* à droite qu'à gauche démontre les poumons ou le foie surchargés ; lorsqu'elle est plus *colorée* à gauche qu'à droite, ce sont les poumons, le cœur ou la rate qui sont malades.

Un *nez rouge* dénote une inflammation des intestins.

Les *lèvres bleues* montrent un sang échauffé.

L'*haleine mauvaise* fait voir que l'estomac est rempli de glaires.

Un *teint jaune* et *huileux* indique une nature bilieuse ; lorsqu'il est d'un *blanc mat*, c'est le partage d'un tempérament glaireux.

Une *peau trop sèche* fait connaître une surabondance de la bile, tandis qu'étant très *humide*, les glaires dominent.

Les *urines chaudes* après les règles indiquent des glaires et un sang âcre.

Les *flueurs blanches* dénotent un estomac glaireux et un sang pauvre.

L'*éloignement du sexe* fait voir un sang pauvre.

Le *goût capricieux* et le *dégoût des viandes* montrent l'estomac et les intestins malades ; le *goût des viandes* peu cuites et rouges dénote une pauvreté du sang.

La *grande loquacité* est l'indication d'un tempérament bilieux, tandis que la *taciturnité* est celle d'un tempérament glaireux.

Le *caractère religieux* est le partage de la faiblesse et de l'excitation nerveuse ; les *caractères guerriers* et *chicaneurs* sont le propre des tempéraments bilieux et sanguins ; les *caractères peureux* et *insouciants* indiquent des glaires ; l'*aimant* et le *calme*, une harmonie des humeurs ; le *sanguinaire*, une bile recuite.

Les *urines rouges foncées* indiquent un sang échauffé et la bile ; *très pâles*, une disposition aux glaires.

Les *matières noires* montrent un sang chaud et un excès de bile ; *vertes*, la bile ; trop *jaunes* et *molles*, les glaires ; bien *moulées* et d'une bonne *couleur*, les intestins en bon état ; *huileuses* et sans *formes*, les intestins malades ; *brûlantes*, la bile ; non *réglées*, des troubles de l'estomac et des intestins.

Cœur. Les battements forts sont le résultat d'un anévrisme ou d'une mauvaise circulation ; les *pulsations capricieuses* dénotent une pauvreté du sang.

Magnétisme.

Sur les constitutions chaudes, nerveuses et bilieuses le magnétisme a moins de vertu ; sur les flegmatiques et glaireuses, il est plus actif ; sur les organisations névropathiques, il est puissant ; il est souverain contre les embarras d'*intestins*, le défaut de circulation, les maladies des *nerfs*, la *grossesse*, la *suppression*, les idées fixes, dans les coups, les foulures, les douleurs locales, les fluxions, les transpirations arrêtées, les coliques, les crampes, l'apoplexie, la paralysie, l'hydropisie, le somnambulisme naturel, les caractères inquiets, peureux, passionnés.

Le magnétisme est aussi très utile contre le mutisme, la surdité et les maladies d'yeux en général.

Nous croyons avoir été aussi complet que possible pour un si petit ouvrage, et aussi ennuyeux que l'exigent des explications, des remarques, des recommandations qui ne peuvent trop être expliquées ni être comprises; aussi prions-nous d'être généreux envers nous, en faveur de notre bonne intention.

CONSEILS ET PENSÉES PHILOSOPHIQUES.

Ce que contient cet ouvrage n'est présenté au lecteur, ainsi qu'au malade, qu'à titre d'*études* et d'*observations*. Nous n'avons aucune autorité, nous le répétons, pour commander à la confiance publique; nous ne sommes ni *docteur*, ni *savant;* nous ne nous donnons que comme étudiant les souffrances humaines et cherchant à les calmer, comme nous serions heureux qu'on calmât les nôtres, aussi allons-nous nous résumer par quelques *conseils* et *pensées philosophiques.*

I.

La meilleure des médecines est celle qui guérit.

Le meilleur des médecins est celui qui sait l'appliquer.

Le plus heureux des malades est celui qui en fait emploi.

Toutes les connaissances médicales se résument dans ces trois propositions.

Il n'y a rien d'identiquement semblable dans l'univers, peut-être encore moins dans les maladies et leurs remèdes, que dans toute autre partie de la création. Donc, à chaque maladie, il faut une *nouvelle étude* à laquelle le malade est appelé de préférence à prendre part, car il est le seul instruit de sa source, de ses progrès et de son siége ; il est en correspondance directe avec elle. A chaque remède qu'il lui propose pour en obtenir le calme, il sait les réponses qui lui sont faites, par une sensation instinctive d'approbation ou de répulsion, qui est la plus sûre voie conduisant à la guérison. Que le malade sache donc connaître ses besoins et ce qu'il

veut, puis qu'il étudie la vertu des remèdes
dont nous nous sommes occupé; qu'il en fasse
un choix aussi sage que possible, et qu'il suive
en cela l'exemple de son chien et de son chat
dont l'instinct dépasse sa raison, lui si savant
en toutes sciences, hors la meilleure, qui est
de savoir se soigner. Qu'il ne croie jamais à
l'infaillibilité d'un remède quelconque. En
homme prudent, il doit douter de *tous*, hors
de celui dont sa propre expérience lui démontre la nécessité; qu'il n'abuse pas de
l'emploi des plantes! J'aime mieux voir à la
boutonnière de mon habit un bouquet de
violettes que d'en boire l'infusion contre un
commencement de trouble intestinal, qui
pourrait bien n'exister réellement qu'après
avoir pris cette infusion pour le calmer; car,
de deux choses l'une, une infusion quelconque ne produit d'effet que par une puissance qui lui est inhérente. Si cette puissance n'est pas employée convenablement,
elle peut créer ce qu'elle ne trouve pas à
détruire, puisque la conséquence de son
existence est d'agir : donc un peu de patience
me débarrasserait de ma colique, qui n'est
peut-être occasionnée que par un vent,
quand mon infusion de violette peut mettre

ma bile en mouvement, ou d'autres humeurs
dont le repos m'est préférable à l'activité.

Grâces soient rendues à la vertu des
plantes! au savant qui en orne nos par-
terres! et à celui qui nous accorde le bonheur de nous passer de leurs secours!

II.

Notre machine humaine, dont j'ai désiré
démontrer le mécanisme spirituel dans le
sanctuaire du spiritualisme, me fait assez
l'effet, philosophiquement parlant, d'un vaisseau aux mille et un cordages, dont quelques
uns servent selon les besoins, et par conséquent fatiguent selon les forces dépensées.
J'ai étudié par de longues observations toutes
les douloureuses sensations qui affectent plus
une partie de notre individu qu'une autre,
et je me suis souvent demandé : *Pourquoi
cela est-il ainsi?* quelle définition, quelle
comparaison matérielle peuvent répondre à
ce *pourquoi?* hélas! mon cœur me rendit
compte de ce que je cherchais à connaître;
il était sensible et aimant, par conséquent
brusqué et *isolé*, car les affections ont leurs
pôles, comme tout ce qui est susceptible
d'existence, et les pôles sont toujours op-

posés entre eux, opposition d'où résulte l'harmonie.

Cette partie de ma machine nommée *cœur*, ayant beaucoup fonctionné, joué, fatigué de toutes manières, devait présenter naturellement pour résultat la même fragilité que tout ce qui s'use (ce serait une erreur de croire que de la déception naît l'égoïsme ; j'assure que la déception double l'amour). Si les cordages tendus du vaisseau que nous avons pris pour allégorie sont minés par la violence du vent et l'humidité de la vague, ils s'échevellent, se distendent, s'amincissent, flottent et tremblent à la moindre brise, nos nerfs et tous nos organes éprouvent ce même désordre. Ce qui sert beaucoup, fatigue vite. Le gastronome aura de pénibles digestions ; le sang lubrique épuisera bientôt la *vie* de la *vie* ; le joueur débauché ébranlera en peu de temps son riche et faible patrimoine ; le penseur politique ou philosophe ruinera non moins vite son laboratoire d'idées ; le religieux marchera à l'immobilité des fonctions organiques, s'il fait abus de la contemplation et des privations. Qui ne sait pas donner a droit de ne rien recevoir ; qui ne nourrit pas son corps de substances corporelles, n'obtient pas de vie corporelle; qui ne sait allier le repos à la fatigue, constitue le désordre en permanence. Il en est ainsi dans nos habitudes et nos sensations : plus nous disposons par le travail d'une partie de notre corps, plus elle fatigue; plus nous disposons de nos affections, plus elles sont sensibles; plus nous caressons une idée, plus elle nous devient nécessaire et nous domine. En toutes nos actions il faut un juste milieu, où siégent la sagesse et l'observation. Tâchons que le roulis de cette vie ne soit pas trop fort, si nous voulons arriver au port sans avaries, agissons envers nos organes comme envers des êtres animés; ne leur imposons pas une tâche au-dessus de leurs forces; si nous voulons qu'ils la fassent, prenons quelque soin d'eux, puisqu'ils concourent à notre bonheur. Ce que nous ferons pour eux, ils le feront pour nous, ils nous rendront caresse pour caresse, et douleur pour douleur!

III.

APHORISMES SUR LE MAGNÉTISME.

Le magnétisme astral, dit *universel*, existe-t-il ?

Tout ce qui est savant, pense et raisonne, dit oui.

Qu'est-ce que le magnétisme?

C'est l'influence des corps entre eux.

Qu'est-ce qu'une influence?

C'est un attouchement produisant un résultat ou une sensation quelconque.

Comment peut avoir lieu cet attouchement?

Par la compression ou la dilatation, l'attraction ou la répulsion des corps entre eux.

Comment des corps peuvent-ils être compressés ou distendus, attirés ou repoussés, sans changer, augmenter ou diminuer leur volume?

Par le secours d'une substance intermédiaire qui les relie entre eux, substance nommée *fluide universel*.

De quoi est composée cette substance?

D'atomes vivifiés par la pensée divine.

Quels sont ces atomes?

Tout ce qui constitue les parties les plus simples ou composées de la création.

La création est donc susceptible de progression ou de déperdition dans les formes qu'elle contient?

Non, mais ces formes sont susceptibles

d'un mouvement qui ne peut existe que par
la succession et le changement des atomes
qui les composent, mouvement qui disjoint
sans anéantir, qui remplace sans changer les
formes.

Le mouvement est-il une création possé-
dant seule la mobilité?

Il ne peut la posséder que par la transposition des atomes qui constituent sa vie ;
cette transposition touchant à toutes les
formes, toutes sont muables comme lui.

Où est donc l'immobilité qui constitue la
vraie individualité ?

Dans le *moi* de chaque atome, de chaque
être, de chaque partie de la création, *moi*
immortel, mais qui serait dépourvu de toute
sensation qui est la vie, si tous ces *moi* ne se
groupaient pas ainsi par une loi d'amour,
dont Dieu seul connaît le résultat et dont il
est le foyer.

Ces propositions ainsi résolues, il est impossible d'admettre que les corps *nommés
célestes* jouissent seuls de cette émission et
absorption d'atomes, et la refuser aux corps
terrasco-célestes ; les trois règnes doivent
donc avoir leur magnétisme (qui est le nom
donné à ces échanges) comme les corps *cé-*

lestes. Voilà pourquoi le magnétisme humain existe. Ce raisonnement est la conséquence du premier admis en physique.

Ces aphorismes ne sont pas posés dans ce livre pour ceux qui ne croient pas au magnétisme duquel nous nous occupons, ils s'adressent à ceux qui l'admettent, et nous conduisent aux propositions suivantes :

Si le magnétisme est une sensation produite par un corps sur un autre corps au moyen d'un attouchement dont la conséquence est une échange d'atomes ou de molécules connus sous le nom de *fluide*, on doit donc, dans le magnétisme humain, étudier l'agent et le patient.

Celui qui reçoit doit choisir son agent.

Celui qui donne doit choisir son patient.

Ce qui veut dire que selon le fluide échangé, selon le trouble ou l'harmonie qui en résulte pour chacun, il n'est pas indifférent, en magnétisme, d'étudier l'être auquel on demande et l'être auquel on donne, puisque l'échange doit produire un résultat : ce résultat sera la conséquence de l'harmonie et des besoins réciproques, si les médecins ont reconnu que des virus mal sains pouvaient être inoculés dans des corps choisis à cet effet.

Les moralistes, les spiritualistes, et tous les observateurs de nos mœurs, ont reconnu que des passions plus ou moins désorganisatrices peuvent également s'inoculer par des effets sympathiques et d'imitation qui ne sont pas à mettre en doute : que doit-il, ou que peut-il donc ne pas résulter de l'action magnétique?

Nous ne résoudrons pas cette question : nous nous bornerons à dire que ces propositions nous prouvent qu'il faut être très prudent dans les rapports magnétiques, étudier ce commerce des deux corps et des deux âmes si intimement liés dans cette action, et ce qui peut en résulter pour la tranquillité de chacun.

Que la sagesse recherche la sagesse ;

Que le sang pur recherche le sang pur ;

Que celui qui veut conserver sa liberté ne la livre pas à qui peut en abuser ;

Que l'âme qui aime la pudeur ne se confie pas à une âme impudique.

Le magnétisme, c'est l'amour et la haine, la paix et le trouble, la dualité universelle, l'arme à deux tranchants, la médaille à deux revers, le bâton à deux bouts ; il est en religion ce que l'on nomme *Dieu* et *Satan*, et en physique *bien* et *mal*.

Nous préférerions voir le magnétisme admis dans toutes les familles que de le voir admis dans tous les *publics*.

Nous préférerions voir le père magnétiser son fils, la mère sa fille, et ainsi par degrés de parenté, d'alliance et d'amour, que de voir le voisin magnétiser sa voisine, etc.; contacts desquels peut découler la guérison du corps et le trouble de l'âme.

Ce que nous venons d'exposer nous l'avons fait avec connaissance de cause et dans l'intérêt de tous; qu'on croie en notre parole, on ne s'en trouvera que mieux. Nous devions ces observations à ceux auxquels nous conseillons l'emploi du magnétisme.

IV.

L'harmonie en toute chose exige l'accord entre la fin et le commencement. Tel nous avons commencé ce livre, tel nous devons le terminer. Une pensée philosophique l'a ouvert, une pensée philosophique doit le fermer. Il y a des maladies et des douleurs de toutes espèces à subir pour l'homme sur cette terre d'épreuves. Tous ceux qui ont

souffert demandent : A quoi sont-elles utiles ?
Nous pouvons répondre hardiment qu'elles
sont la nécessité et le complément de chacune de nos joies. Elles sont l'autre partie
de cette dualité universelle qui règne de
l'*atome* au *soleil*; elles sont des tableaux
parlants qui viennent consoler le borgne de
ne pas être aveugle, le manchot de ne pas
être privé des deux bras. Quel est celui
d'entre nous qui échangerait sa position
contre celle de sa plus heureuse connaissance, s'il devait subir dans les moindres de
ses plaisirs ou peines tout ce qui lui en paraît
désagréable, ne voudrait-il rien en retran-
cher? Qui me prouve que le pape est plus
heureux que le curé du village? Avons-nous
la connaissance intime des passions, des désirs et des douleurs du cœur? Qui me dit que
cette petite baronne, aux manières les plus
séduisantes, entourée des plus serviles atten-
tions, n'est pas obsédée par la finesse du pied
de sa femme de chambre, et qu'elle n'aura
pas une syncope en voyant offrir un *camélia*
à son amie ?

Qui me dit que, sur son lit de douleur,
cet homme, aux membres ulcérés depuis
nombre d'années, a plus souffert et souffre

davantage que cet *Hercule de la vie*, qu'un simple nerf foulé ou influencé d'une manière quelconque, lui fait jeter les plus hauts cris? Puis-je peser ces douleurs? sais-je si celles du premier ne sont pas atténuées, lentes, peu sensibles, quand celles du second sont accumulées et très vives? Qui me dit que dix jours de goutte, de migraine, d'ambition ou de dépit n'équivalent pas à dix ans d'une maladie dont la vue m'effraie et m'attendrit? Tout est relatif à la susceptibilité des organisations, à la puissance des sensations, à la fragilité des organes ou des pensées impressionnées.

Cent fois des malades ont été très étonnés que la vue de leur plaie, ou la connaissance de leur souffrance, m'impressionnassent à un tel degré. Dieu, qui est le grand dispensateur de toutes les vies, des sensations, des joies et des peines, est infiniment *juste.* Que l'âme souffrante soit pénétrée de cette vérité : *Le plus minime des atomes serait plus grand que Dieu, s'il pouvait l'accuser !*

C'est à cette noble pensée que je dois bien des moments de calme dans de bien grandes douleurs. Elle est le remède des remèdes, parce qu'elle est la consolation des consolations. C'est pour qu'elle soit appréciée par les pauvres malades désespérés que je la rappelle à leur souvenir, en les assurant de nouveau que Dieu n'ayant créé rien d'inutile, tout doit donc concourir à l'utilité générale. Ce serait manquer de cœur et de générosité que de refuser sa douleur au tableau des douleurs humaines, c'est le seul moyen d'avoir sa place dans celui des joies éternelles.

Le malade observe trop la santé de son voisin : qu'il observe un peu plus les pleurs de sa voisine, et qu'il ne sépare jamais la douleur du cœur de celle du corps, dans le contingent de celles que nous devons tous payer à la terre.

Tel homme n'a jamais été malade jusqu'à l'âge de cinquante ans. Au moment où il en fait parade, il tombe, à son tour, dans le lit de misère, et là il oublie trop tôt qu'il s'est toujours bien porté. Tel autre n'a jamais eu une écorchure sur le corps, mais qui peut compter celles de son âme? Un troisième n'a éprouvé ni l'une ni l'autre; qui me prouve qu'elle n'est pas en route. Sa femme, ses enfants, sa fortune, ses affections, tout cela est-il exempt de souffrir, et de le faire souffrir? Quand tout cela n'aurait pas lieu, qui me dit que le bonheur de cet homme dans le monde d'outre-tombe pourra égaler celui du pauvre qui a désiré toute sa vie ce que l'autre a toujours possédé? Si la joie égale la peine qu'on a subie pour l'obtenir, chacun peut juger. Je dis juger. Hélas! que pouvons-nous juger dans des questions de cette importance. Nous cherchons à nous calmer, voilà tout. Le seul *juge* dont la sentence ne peut faillir est Dieu. Lui seul est bon, lui seul est grand. Prosternons-nous avec humilité à ses pieds, et que sa main généreuse daigne nous relever de notre abjection en nous montrant la route qu'il nous convient de suivre, et laissons-nous emporter dans ce tourbillon universel des créations infinies, comme l'atome par l'ouragan. Nous sommes tombés assez bas pour avoir l'espoir d'être relevés. Rien ne reste en place dans ce mouvement sans fin. Chaque manifestation a son temps et sa durée; elle succède à une autre, comme cette autre le fera envers celle qui la suit. C'est la roue qui tourne sans cesse; c'est la partie foulée qui foule à son tour. La maladie est la jonction de deux dents d'engrenage; c'est le baiser d'amour du passé au présent, de la vie d'hier à celle de demain; c'est le premier cri du nouveau-né, et le dernier de sa mère; c'est la malédiction de la douleur bénie du médecin.

FIN.

TABLE DES MATIÈRES.

Biographie d'Ad. MAGINOT. 1
Spiritualisme médical . . . 6

QUESTION.

Pourquoi le lucide ne gué-
rit-il pas toutes les ma-
ladies? 11

PREMIÈRE PARTIE. PLANTES.

Absinthe 21
Acier. . . . . id.
Aloès. 22
Angélique. . . . . id.
Anis . . . . id.
Armoise . . . . id.
Arnica. . . . . id.
Asperge. 23
Aubépine. . . . . id.
Avoine. . . . . id.
Bardane 24
Belle-dame. . . . . id.
Bétoine. . . . . id.
Betterave. . . . . id.
Bleuet . . . . id.
Bouillon-blanc. 25
Bourrache. . . . . id.
Boursettes. . . . . id.
Buglosse. . . . . id.
Cacao. . . . . id.
Café 26
Caille-lait. . . . . id.
Camomille . . . . id.
Camphre 27
Cannelle 28
Capillaire. . . . . id.
Carotte. . . . . Id.
Cassis. . . . . id.
Céleri 29

Centaurée. 29
Cerfeuil. 30
Cerises. . . . . id.
Chanvre . . . . id.
Chèvre-feuille. . . . . . . id.
Chenette . . . . id.
Chicorée sauvage . . . . . . id.
Chiendent 31
Citron . . . . id.
Coing 32
Concombre. . . . . id.
Coquelicot . . . . id.
Cresson 32
Dattes . . . . id.
Eau-de-vie camphrée . . . 33
Eau sédative. . . . . id.
Eclaire 34
Eglantier. . . . . id.
Elixir antiglaireux. 35
Epinards 37
Estragon . . . . id.
Fèves de marais. . . . . . . id.
Figues grasses. . . . . . . id.
Fraisier. . . . . id.
Fraxinelle. . . . . id.
Fumeterre. 38
Genièvre . . . . id.
Girofle. . . . . id.
Gruau . . . . id.
Guimauve. . . . . id.
Gui (de chêne). 39
Gui (d'orme) . . . . id.
Laitue. 40
Laurier amande. . . . . . . id.
Laurier de cuisine. 41
Lavande . . . . id.
Lentilles . . . . id.
Lichen . . . . id.
Lierre terrestre. . . . . . id.
Lin. . . . . id.

Lis.	42	Romarin	61
Mache	id.	Ronces	id.
Magnésie	id.	Rue	id.
Marrons	id.	Safran	62
Marrube	id.	Salsepareille	63
Mauve	43	Salsifis	id.
Mélilot	id.	Saponaire	id.
Menthe poivrée	id.	Sarriette	id.
Mercuriale	id.	Sauge	id.
Mille-feuille	id.	Savon noir	64
Morelle	id.	Seigle	id.
Moutarde blanche	id.	Sel de cuisine	id.
Muguet	52	Séné	id.
Muscade	id.	Son	65
Navet	53	Soude	id.
Néflier	id.	Sureau	id.
Noix de gale	id.	Tamarin	66
Noyer	54	Thé noir	id.
Oignon blanc	id.	Thym	id.
Oranger	id.	Tilleul	id.
Orge	id.	Traînasse	67
Orpin	55	Valériane	id.
Orties blanches	id.	Verveine	id.
Oseille	id.	Vigne	68
Pain (mie de)	56	Violettes	id.
Paquerettes	id.	Vulnéraire	id.
Pariétaire	id.		
Pas d'alouette	id.	DEUXIÈME PARTIE. MALADIES.	
Pas d'âne	id.		
Patience	id.	Maux de tête de diverses na-	
Pavot	57	tures	75
Pêcher	id.	Étourdissements	id.
Persicaire	id.	Migraine, délire, idées fixes	id.
Persil	id.	Magnétisme	76
Pervenche	id.	Yeux	82
Pissenlit	58	Oreilles	83
Plantain	id.	Nez	84
Poireau	id.	Dents	id.
Pomme de terre	59	Gorge	85
Pourpier	id.	Bronches ou conduits aé-	
Primevère	id.	riens	87
Pulmonaire	id.	Poitrine, poumons	88
Quinquina	id.	Estomac	91
Raifort	60	Cœur	94
Réglisse	id.	Foie	95
Rhubarbe	id.	Rate	97
Riz	id.	Intestins	98

Vents, gaz 101
Voies urinaires 107
Matrice. 109
Flueurs blanches 112
Suppression des règles. . . 113
Ulcères. 114
Priapisme, fureur utérine,
    masturbation, pollu-
    tions nocturnes, incubes
    et succubes 117
Hémorrhoïdes 126
Vers 127
Écrouelles, scrofules, engòr-
    gements sanguins, dé-
    pôts, etc. 128
Rhumatismes, goutte . . . 130
Paralysie générale ou locale. 131
Blessures, coups, écor-
    chures, foulures 133
Maux d'aventure . . . . . id.
Brûlures 134
Coupures. . . . . id.
Insomnie. 135

- MALADIES NERVEUSES.

Définies sous les noms :
    d'hystérie, épilepsie, té-
    tanos, vertiges, délire,
    hypochondrie, mélanco-
    lie, hallucinations, som-
    nambulisme, extase,
    névralgie, crampes,
    tremblements, convul-
    sions, paralysie, fièvres
    nerveuses, nostalgie, an-
    tipathies, idées fixes, etc. 137
Influences diverses sur les
    maladies nerveuses . . . 156
Réflexions philosophiques
    sur les maladies précitées. 164
Renseignements sur les pré-
    parations médicinales ci-
    tées dans cet ouvrage . . 169

Bains. . . . . id.
Bain de siége. 171
Bain de pieds. 172
Bains locaux. . . . . . . id.
Bains de propreté. . . . . id.
Lavements 173
Injections 174
Fumigations 175
Lotions. . . . . id.
Cataplasmes. . . . . id.

NOMS TECHNIQUES.

Distillation. 178
Macération, décoction, in-
    fusion 179

MESURES.

Une poignée, une pincée,
    une prise. 179
Déduction des mesures an-
    ciennes en celles de nos
    jours. 180
Pommades . . . . id.
    id. au camphre, à la fleur
    de carotte et à l'orpin. 181
Huiles aromatisées . . . . id.
Vin aromatisé. 182
Sirop. 183
Frictions, massage et insuf-
    flations magnétiques. . . 185
Notions physiologiques sur
    les symptômes ou signes
    les plus ordinairement
    apparents de différentes
    maladies. 189
Magnétisme. 193
Conseils et pensées philoso-
    phiques 194
Aphorismes sur le magné-
    tisme 200
Conclusion 205

ERRATA.

—

Page 13, deuxième ligne, *il est vrai que la douleur*, lisez : *il est vrai que la dernière.*

Page 26, vingtième ligne, *en temps opportun où le matin à jeun*, lisez : *et le matin à jeun.*

Page 44, seizième ligne, *ce limon*, lisez : *ces limons.*

Page 47, vingt-deuxième ligne, *qui nous avait*, lisez : *qui nous avaient.*

Page 52, seizième ligne, *quelle*, lisez : *qu'il.*

Page 68, douzième ligne, *déjections*, lisez : *digestions.*

Page 72, troisième ligne, *dans ces beaux*, lisez : *dans ses beaux.*

Page 104, onzième ligne, *engendrera*, lisez : *engendreront.*

—

www.ingramcontent.com/pod-product-compliance
Ingram Content Group UK Ltd.
Pitfield, Milton Keynes, MK11 3LW, UK
UKHW022211120726
13694UKWH00002B/518